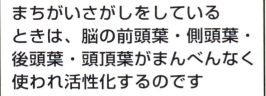

「まちがいさがし」は単なる子供の遊びではなく、衰えやすい6大脳力が一挙に強まるすごい脳トレ

本当はすごい「まちがいさがし」

誰もが一度は楽しんだ経験がある「まちがいさがし」。大人も子供もつい夢中になってしまう不思議な魅力があることは、よくご存じでしょう。

実は、このまちがいさがし、単なる「子供の遊び」ではないことが、脳科学的に明らかにされつつあります。何を隠そう、脳のさまざまな部位の働きを瞬間的・総合的に強化できる、極めて高度な脳トレであることがわかってきたのです。

普段の生活でテレビばかりみていたり、ずっとぼんやりしていたりすると、脳はどんどん衰えてしまいます。記憶力が衰えて物忘れが増えたり、集中力が低下して飽きっぽくなったり、注意力や判断力が弱まってうっかりミスが生じたり、感情をコントロールできなくなって怒りっぽくなったり、やる気が減退したりしてしまうのです。

そうした脳の衰えを防ぐ毎日の習慣としてぜひ取り入れてほしいのが、まちがいさがしです。脳は大きく4つの領域（前頭葉・頭頂葉・側頭葉・後頭葉）に分けられますが、まちがいさがしを行

うと、そのすべての領域が一斉に活性化すると考えられるからです。

まちがいさがしで出題される写真の視覚情報はまず脳の後頭葉で詳細に分析され、さらに頭頂葉で位置関係や形などが明確に分析されます。次に、その情報は側頭葉に記憶されます。その記憶を頼りに、脳のほかの部位と連携しながら、注意を集中させてまちがいを見つけ出すのが、思考・判断をつかさどる脳の司令塔「前頭葉」の働きです。

あまり意識することはないと思いますが、まちがいさがしは、脳の4大領域を効率よく働かせることができる稀有(けう)な脳トレでもあるのです。

記憶力など6つの脳力を瞬間強化する高度な脳トレ

まちがいさがしが脳に及ぼす効果について、さらにくわしく見ていきましょう。

まず、まちがいさがしは脳トレのジャンルの中で、「記憶系」に分類されます。問題を解くには記憶力が必要になると同時に、まちがいさがしを解くことによって記憶力が強化されるのです。

実際に、2つ並んだ絵や写真からまちがい（相違点）を見つけるには、以下のような脳の作業が必要になってきます。

第一に、2つの絵や写真の細部や全体を視覚情報としてとらえ、一時的に覚える必要が出てきます。ここには「空間認知」と「記憶」の働きがかかわってきます。

第二に、直前の記憶を思い起こして、記憶にある視覚情報と今見ている絵や写真との間に相違点がないかに関心を向けていくことになります。ここで「想起」と「注意」の働きが必要になります。

まちがいさがしをするときの脳の各部位の働き

前頭葉
注意を集中させまちがいを見つける

頭頂葉
位置関係や形など視覚的空間処理

側頭葉
視覚情報を記憶

後頭葉
視覚からの情報処理

第三に、相違点が本当に相違点であると気づくには、確認作業と「判断」力が必要になります。

　そして、こうした一連の脳の働きを幾度となくくり返すためには、相応の「集中」力を要します。

　つまり、まちがいさがしを解く過程では、①記憶力（覚える力）だけでなく、②空間認知力（物の位置や形状、大きさを認知する力）、③注意力（気づく力）、④想起力（思い出す力）、⑤判断力（答を確定する力）、⑥集中力（意欲を持続する力）という「6大脳力」が総動員されるのです。

　脳はある意味で筋肉と似ています。何歳になっても、使えば使うほど強化されます。つまり、まちがいさがしは、年とともに衰えやすい「6大脳力」を一挙に強化できる、極めて高度な脳トレだったのです。私が冒頭で「単なる子供の遊びではない」といった理由は、ここにあるわけです。

まちがいを見つけた瞬間 脳全体がパッと活性化

　それだけではありません。まちがいさがしが優れているのは、「あ、ここが違う！」と気づいた瞬間に、一種の喜びに似た感覚を伴う「ひらめき」が生まれることです。このひらめきがまた、脳にとって最良の刺激になるのです。

　新しいアイデアを思いついた瞬間、悩み事が解決した瞬間、何かをついに成し遂げた瞬間など、私たちがひらめきをひとたび感じると気分が高揚し、その瞬間に脳は一斉に活性化するのです。みなさんもこうした経験をしたことがあるでしょう。暗い気持ちがパッと晴れるような、暗闇の中、電球の明かりがパッと光るような、そんな感覚です。

　まちがいさがしは、こうした**ひらめきに似た感覚を日常で手軽に体験できる**優れた脳トレでもあるのです。

　本書のまちがいさがしには、1問につき5つのまちがいが隠れています。つまり、ひらめきに似た感覚を体験できるチャンスが、1問につき5回も用意されているのです。

いぬのかわいい表情やしぐさにときめきを感じて癒される脳活

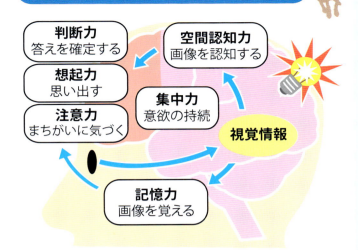

まちがいさがしの脳活効果

- 判断力 答えを確定する
- 空間認知力 画像を認知する
- 想起力 思い出す
- 集中力 意欲の持続
- 注意力 まちがいに気づく
- 視覚情報
- 記憶力 画像を覚える

　おまけに、本書のまちがいさがしの題材は、みなさんも（私も）大好きな「**いぬの写真**」。表情豊かないぬたちの愛くるしい瞬間が集められています。

　暗いニュースが多い昨今、かわいさを極めたいぬたちの表情やしぐさを見るだけで、**思わず顔がほころび、心が癒され、暗い気持ちがフッと軽くなる**のではないでしょうか。

　事実、認知症の患者さんたちに動物と触れ合ってもらったり、動物の写真を見てもらったりすると、表情がパッと明るくなり、**失われていた記憶を取り戻したり、不可解な言動が減ったりする**ことを、日々の診療でよく経験します。

　ある研究※によれば、「いぬを飼っている人は長生きをする傾向がある」との報告もあります。まさに、いぬは人類の友なのです。

　まちがいさがしをするときは、いぬをなでたときの毛並みの感触、感情を表すしっぽの動き、キャンキャン、クンクン、ワンワンなど、どんな鳴き声を発しているのかなど、写真では得られない情報にも想像を巡らせてみてください。フキダシのセリフをつぶやいても楽しいですね。**脳全体のさらなる活性化**につながるはずです。

　さらに、まちがいさがしをするときは、一人でじっくり解くのもいいですが、家族や仲間とワイワイ競い合いながら取り組むのもおすすめです。「いぬってこんな行動をするよね」「ここがかわいいよね」と、いぬの話に花を咲かせながら取り組

※スウェーデンのウプサラ大学のトーベ・ファル准教授らの研究。340万人のデータを12年間にわたって調査した。
Circulation: Cardiovascular Quaity Outcome 12:e005342.

むと、自然と円滑なコミュニケーションが生まれ、脳にとってさらにいい効果が期待できます。

最近、「脳への刺激が足りない」「ついボンヤリする」「ボーッとテレビばかりみている」……そんな人こそ、まちがいさがしの新習慣を始めてみましょう。めんどうなことは何一つありません。何しろ「ワンミニット、1分見るだけ！」でいいのですから。それだけで、記憶力をはじめとする脳の力を瞬時に強化することにつながるのです。

まだ半信半疑の方は、問題に取り組んでみてください。一とおりクリアするころには、1分以内にまちがいを探すときの「ドキドキ」と「ワクワク」、そしていぬのかわいさに思わずキュンとしてしまう「ときめき」で、夢中になっているはずです。

ときめきを感じて癒されながら没頭して脳を活性化できるいぬのまちがいさがしは、まさに最強の脳トレの一つといっていいでしょう。

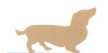

まちがいさがしの6大効果

空間認知力を強化
物の位置や形状、大きさを正確に把握する脳力が高まるので、物をなくしたり、道に迷ったり、何かにぶつかったり、転倒したり、車の運転ミスをしたりという状況を避けやすくなる。

注意力を強化
些細な違いや違和感に気づきやすくなるため、忘れ物や見落としが少なくなり、うっかりミスが防げて、めんどうな家事や仕事もまちがいなくこなせるようになる。

記憶力を強化
特に短期記憶の力が磨かれ、物忘れをしたり、物をなくしたり、同じ話を何度もしたり、仕事や料理などの作業でモタついたりすることを防ぎやすくなる。

判断力を強化
素早く的確な判断ができるようになるため、道を歩いているときに車や人をうまく避けられたり、スーパーなどで商品を選ぶときに迷わず正しい選択ができたりする。

想起力を強化
直前の記憶を何度も思い出す必要があるので想起力が磨かれ、人や物の名前が出てこなくなったり、アレソレなどの言葉が増えたり、会話中に言葉につまったりするのを防ぎやすくなる。

集中力を強化
頭がさえている時間が長くなり、テレビのニュースや新聞の内容をよく理解できて、人との会話でも聞き逃しが少なくなる。根気が続くようになり趣味や仕事が充実してくる。

●本書のまちがいさがしのやり方●

人事採用犬

正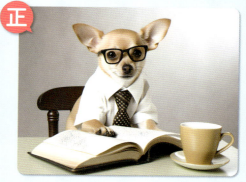

誤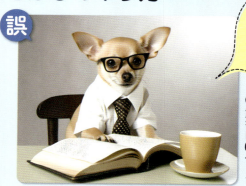

うん、キミの意見をもっと聞かせてくれたまえ

→解答は64ページ

「正」と「誤」を見比べて、まず、1分間にまちがい（相違点）を何個見つけられるか数えてください。1問につきまちがいは5つ隠れています。全部見つけられなかったときは、次に、5つのまちがいをすべて見つけるまでの時間を計測してください。楽しみながら解くのが、脳活効果を高めるコツです。

① 不安犬

「かわいくてギューッしたい」って 苦ちくないかな……

1分で見つけた数	個
全部見つけるまでの時間	分　秒

正

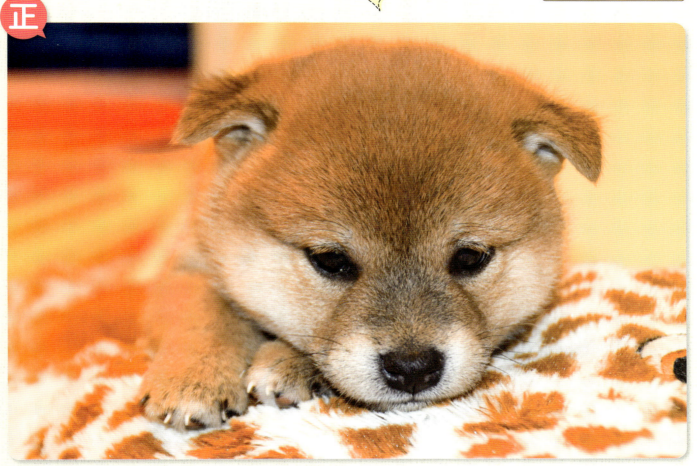

誤 まちがいは5つ。1分で探してわん。

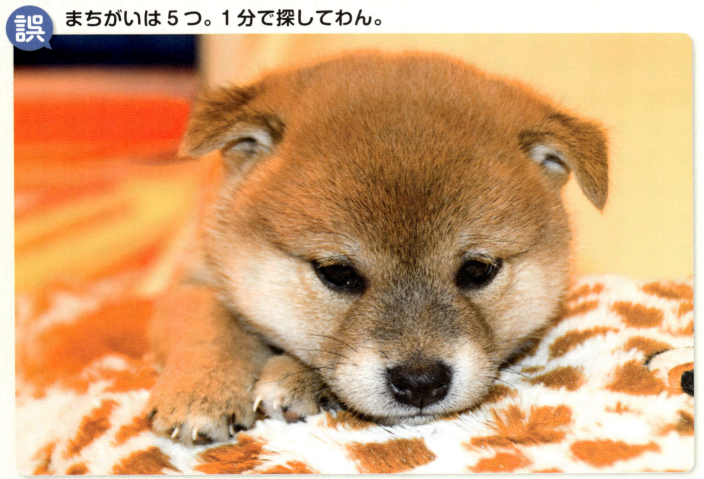

➡解答は64ページ

わがまま犬

あ、ご飯ね。ここ持ってきて

1分で見つけた数	個
全部見つけるまでの時間	分 秒

正

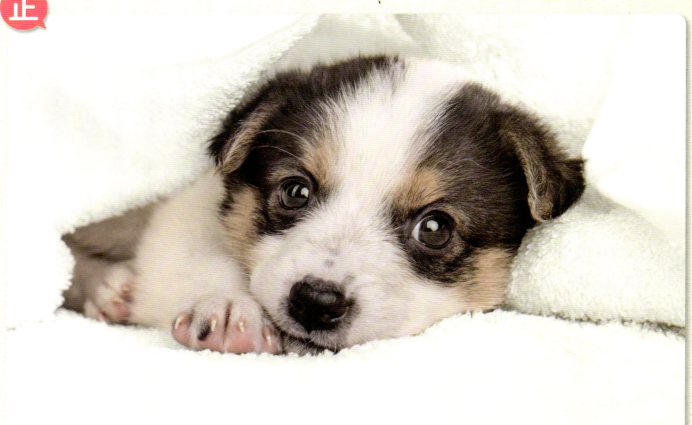

誤 まちがいは5つ。1分で探してわん。

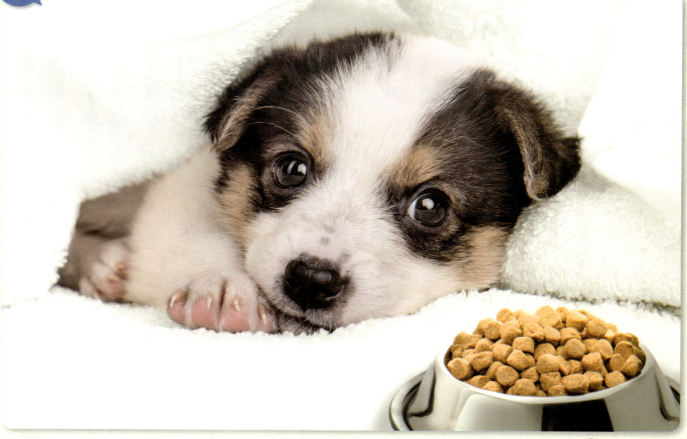

➡解答は64ページ

③ 甘がみ犬

好きな人には、手加減カミカミです

1分で見つけた数	個
全部見つけるまでの時間	分　秒

正

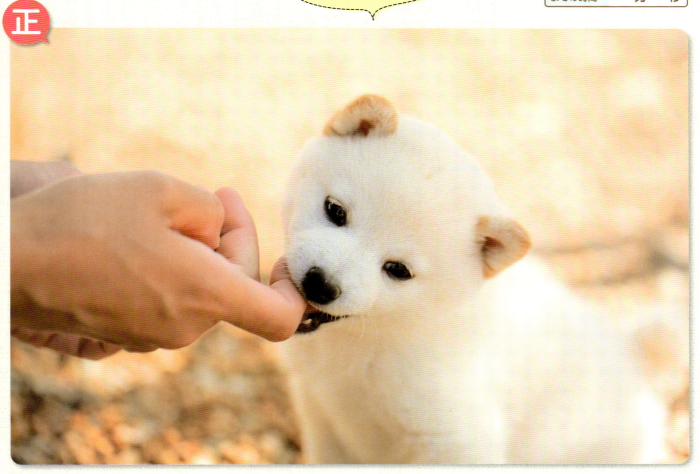

誤 まちがいは5つ。1分で探してわん。

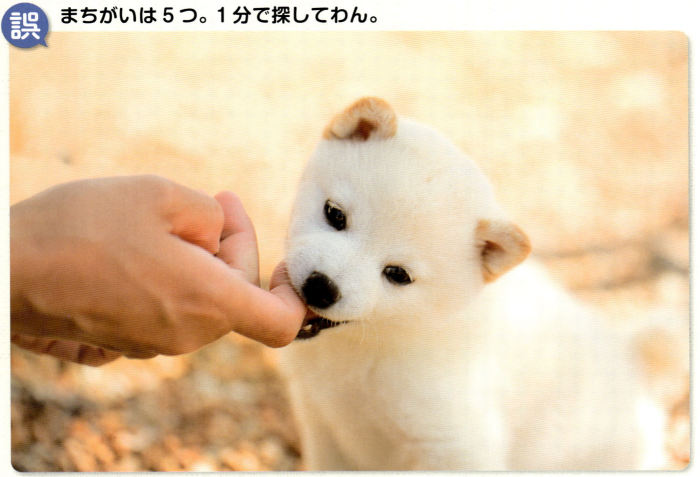

→解答は64ページ

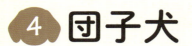

4 団子犬

ボクの枕、どれですか？

1分で見つけた数	個
全部見つけるまでの時間	分 秒

正

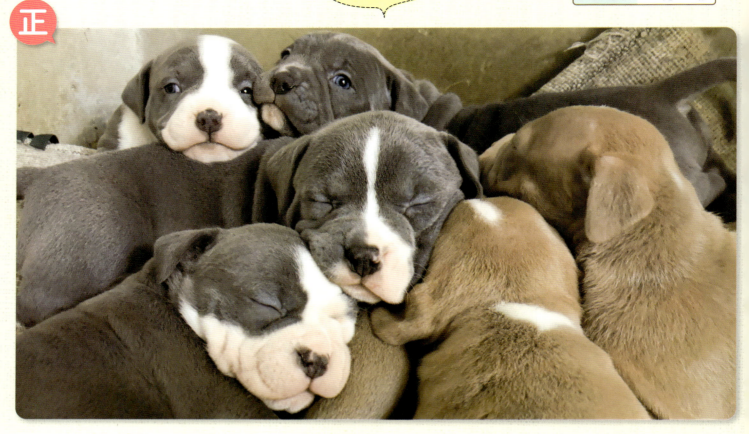

誤 まちがいは5つ。1分で探してわん。

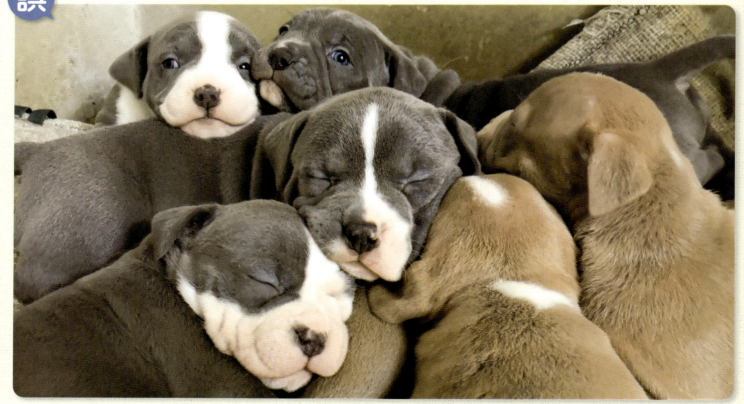

➡解答は64ページ

⑤ たしなめ犬

正

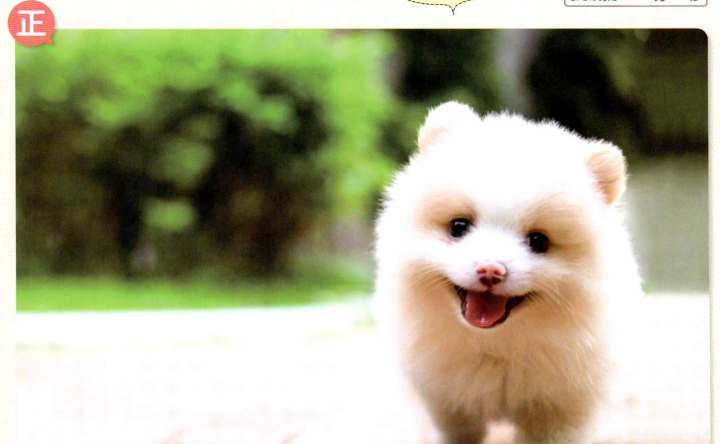

日傘いるっていったでしょ

1分で見つけた数	個
全部見つけるまでの時間	分　秒

誤　まちがいは5つ。1分で探してわん。

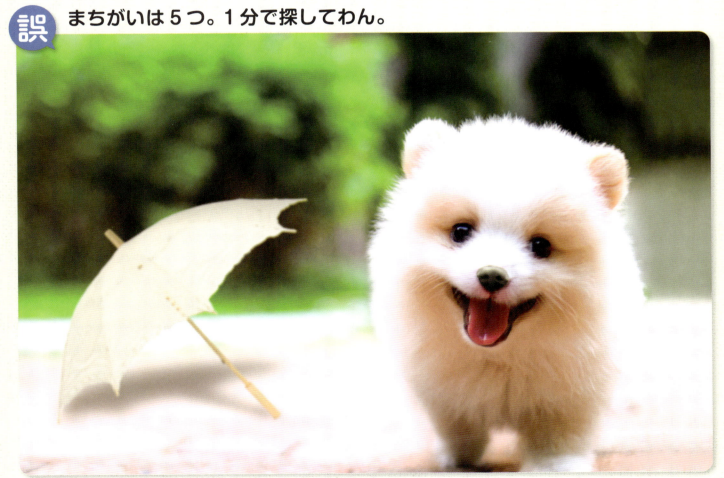

→解答は64ページ

❻ 手のひら犬

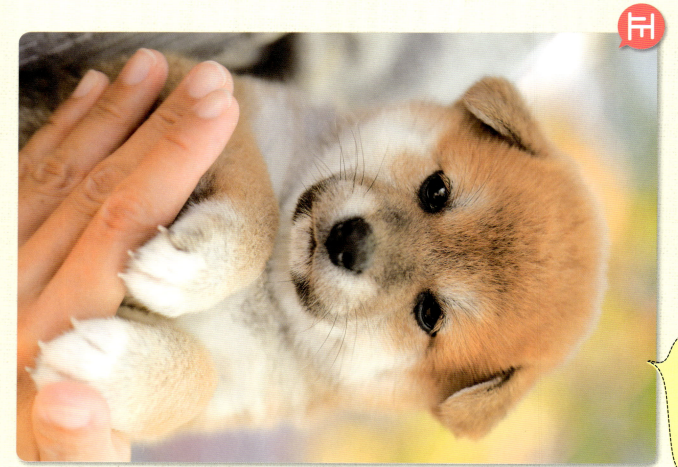

正

転がぞうったって、そうはいくもんか

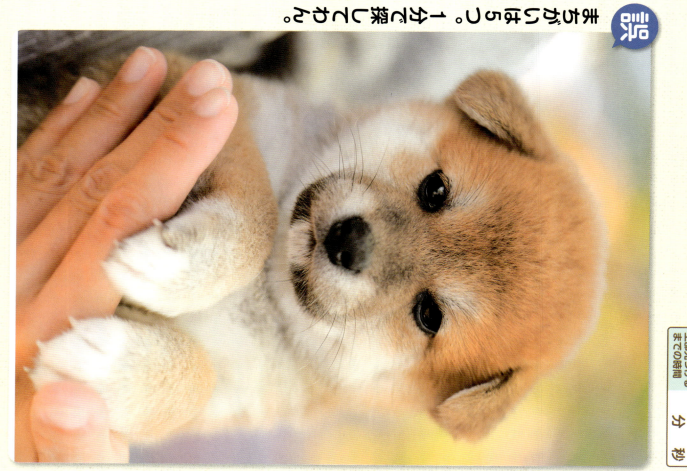

誤

まちがいが5つ。1分で探してね。

1分で見つけた数　　個
全部見つけるまでの時間　　分　　秒

解答は65ページ

⑦ ひと言犬

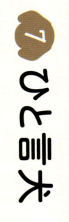

あの、パンツじゃなくて上着です

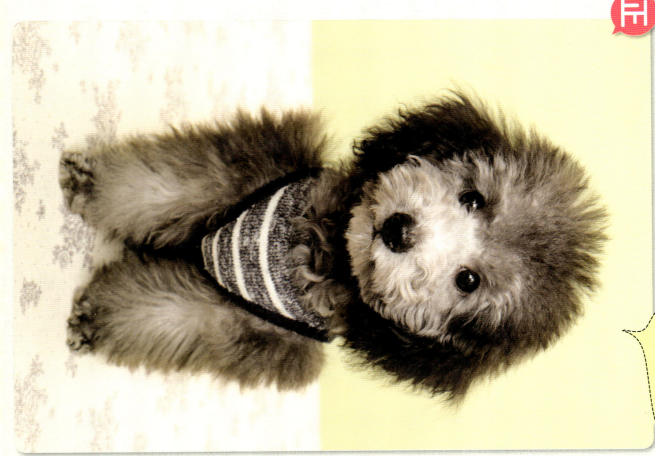

まちがいが5つ。1分で探してね。

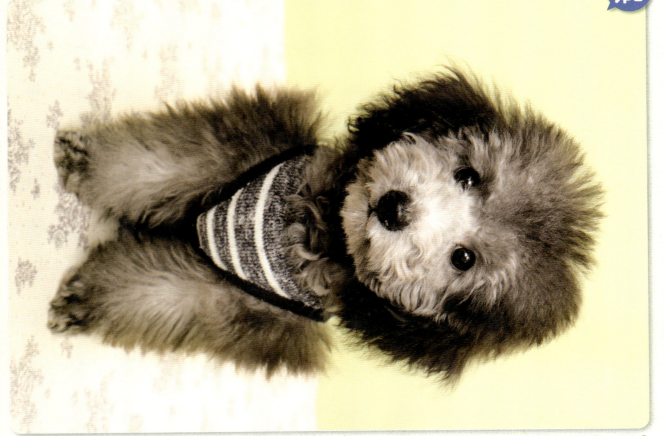

8 イメトレ犬

背泳ぎの練習ー

1分で見つけた数	個
全部見つけるまでの時間	分 秒

正

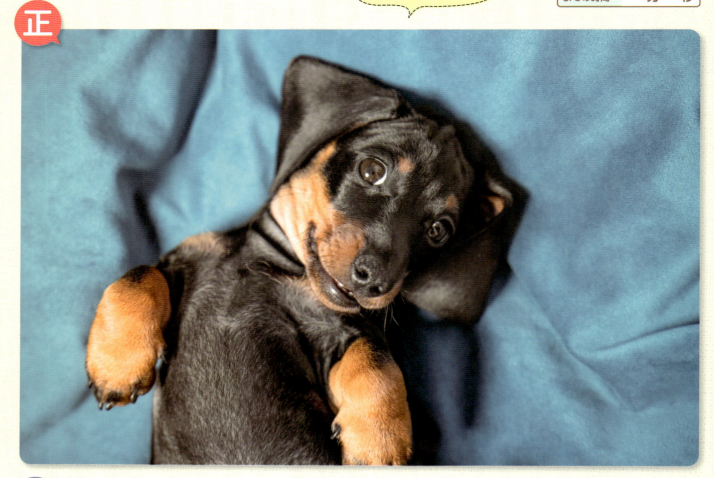

誤 まちがいは5つ。1分で探してわん。

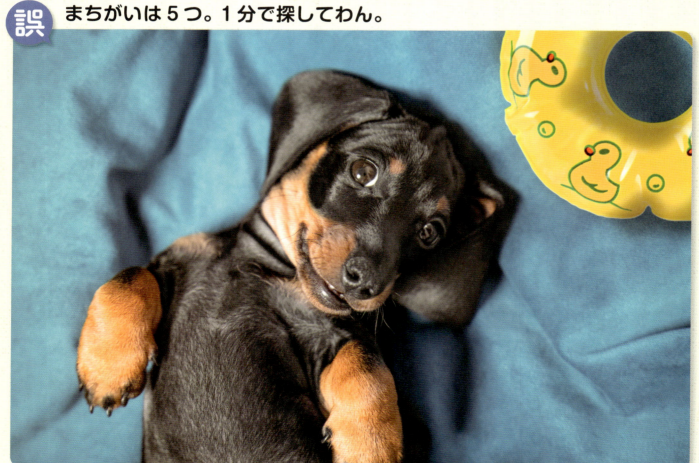

12　　解答は65ページ

⑨ カウンター犬

正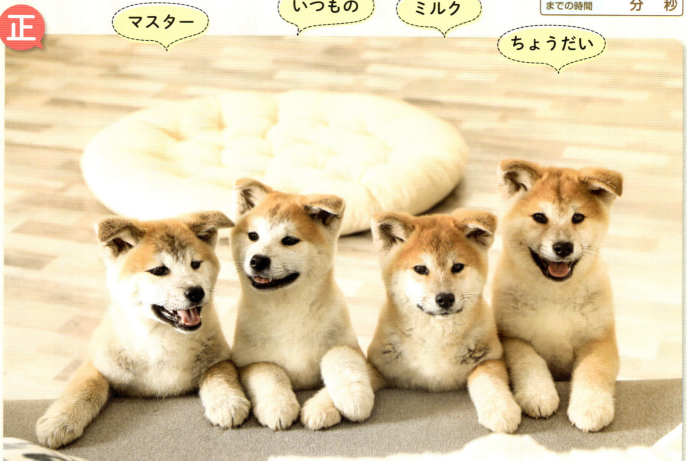

誤 まちがいは5つ。1分で探してわん。

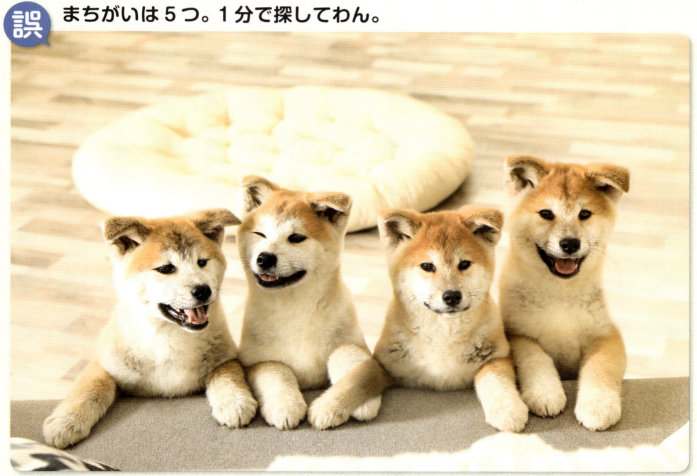

➡解答は65ページ

⑩ 歩きたくない犬

お散歩？ 悪いけど カゴごと連れてって

1分で見つけた数　　　個
全部見つけるまでの時間　　　分　　　秒

➡解答は65ページ

正

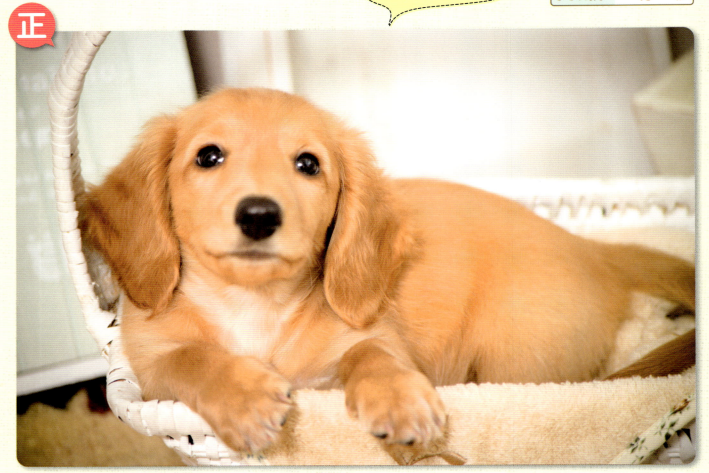

誤 まちがいは5つ。1分で探してわん。

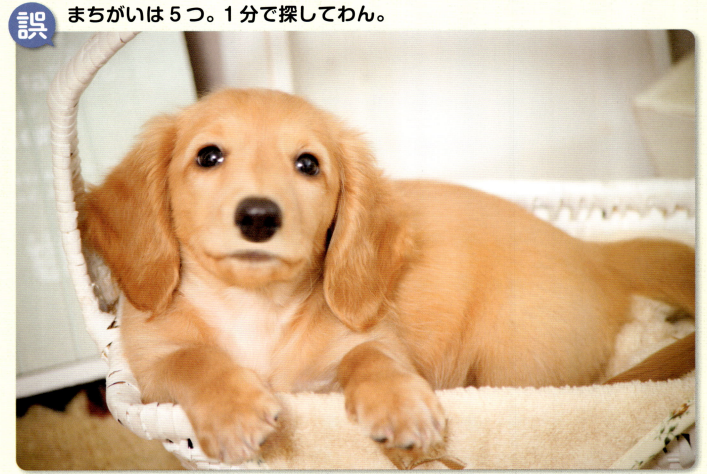

11 かしこまり犬

いやもう、おっしゃる通りで、はい

1分で見つけた数	個
全部見つけるまでの時間	分　秒

正

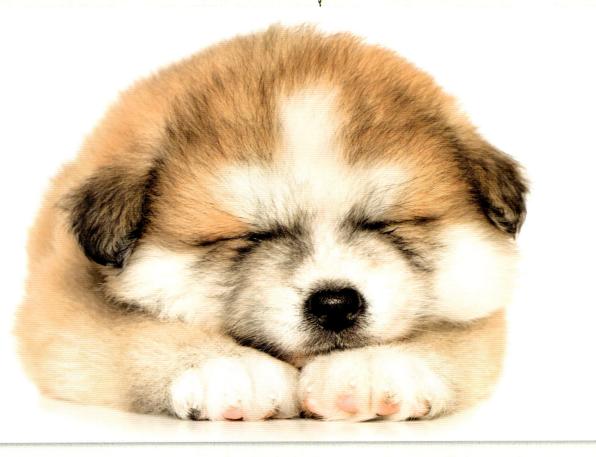

誤 まちがいは5つ。1分で探してわん。

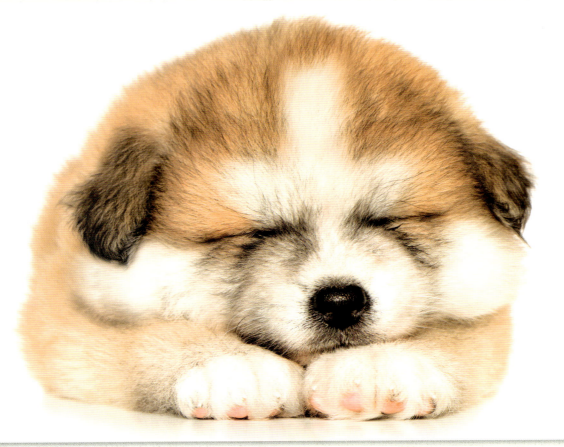

⑫ 感動犬

あ、フランダースの犬の再放送だ

1分で見つけた数	個
全部見つけるまでの時間	分　秒

正

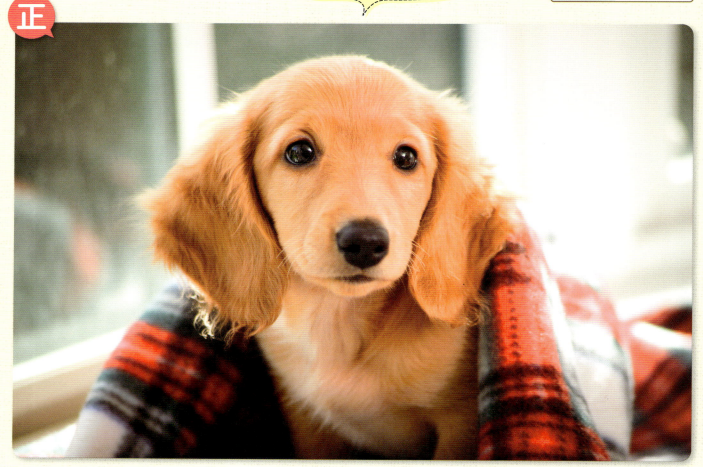

誤　まちがいは5つ。1分で探してわん。

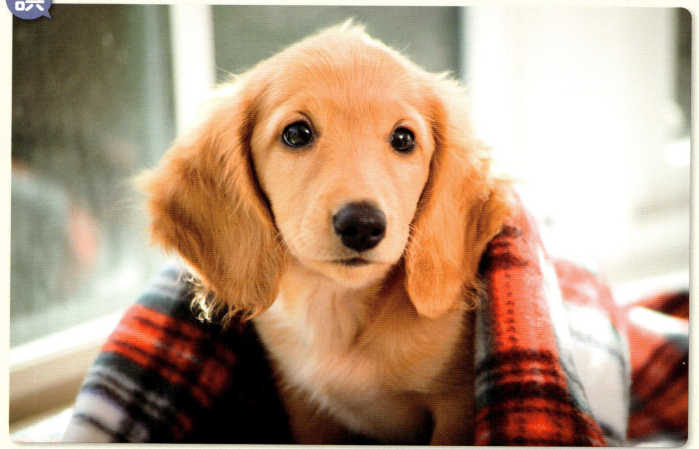

解答は65ページ

⑬ 整列犬

正

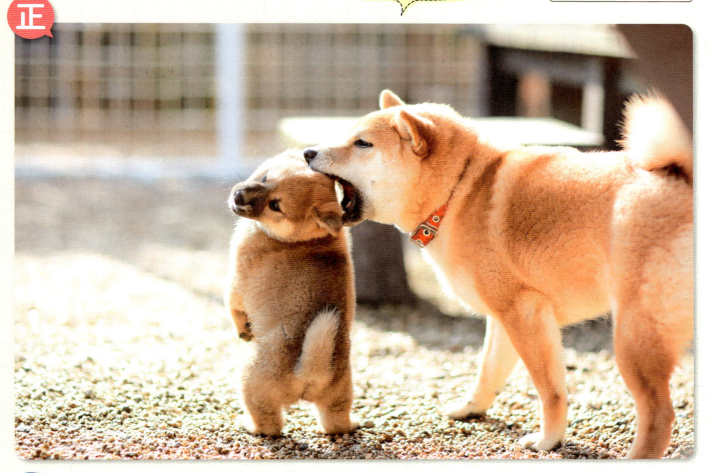

誤 まちがいは5つ。1分で探してわん。

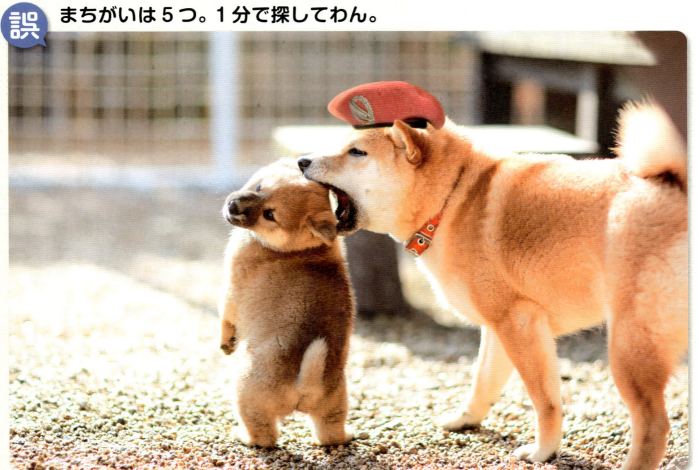

➡解答は65ページ

14 おねだり犬

お母さん、買って、買って、あれ買って〜

正
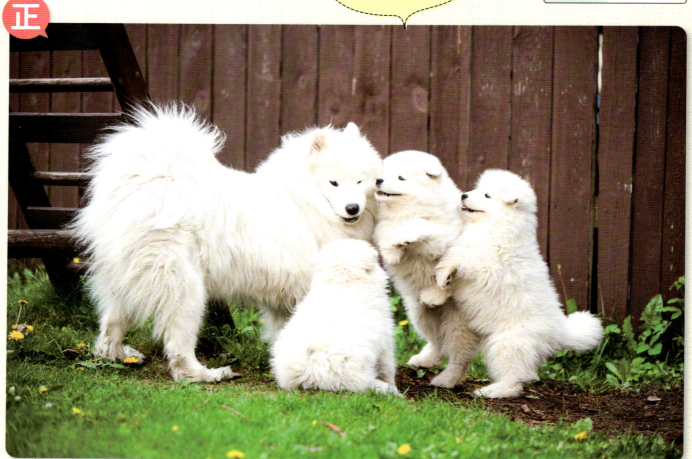

誤 まちがいは5つ。1分で探してわん。

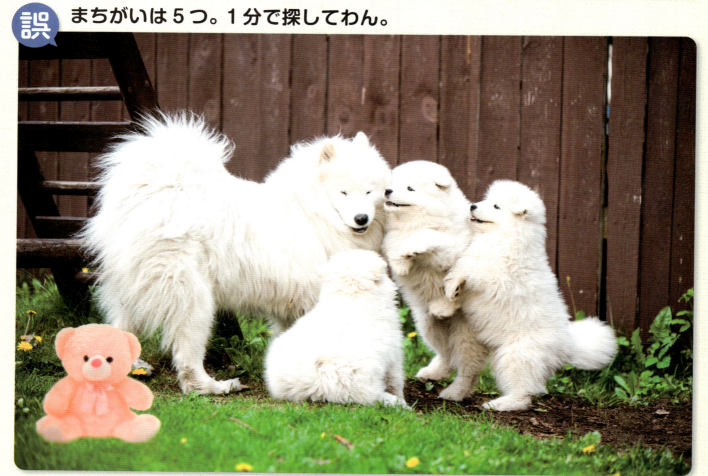

15 おくるみ犬

オーケー、このまま、ギュッと包んでください

1分で見つけた数	個
全部見つけるまでの時間	分　秒

正

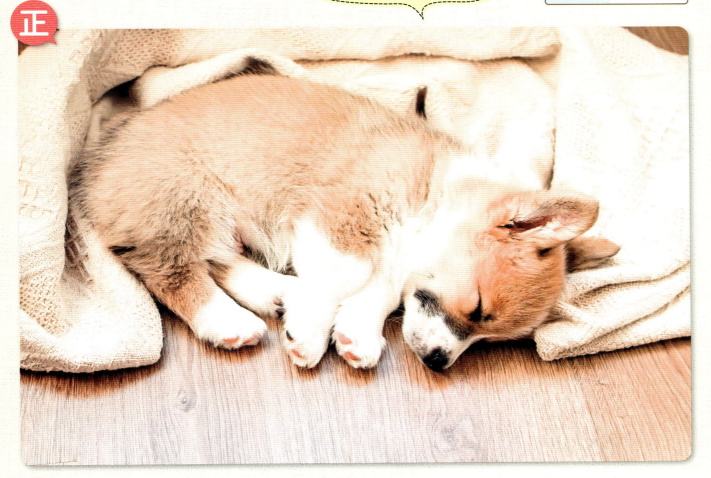

誤 まちがいは5つ。1分で探してわん。

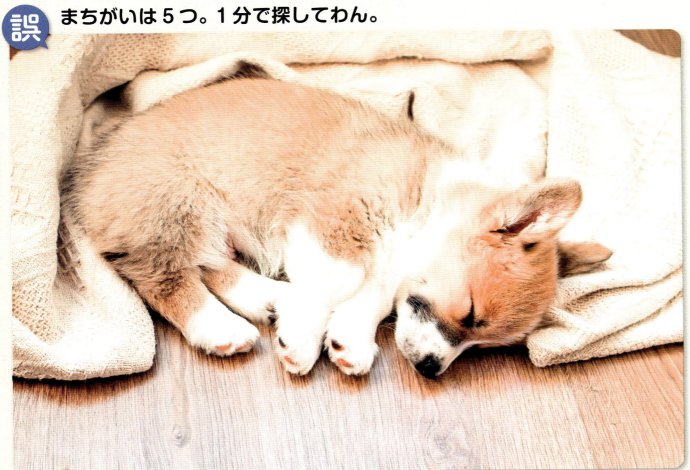

◆解答は66ページ

19

16 コンサート最前列犬

すごくいい席取れたね

1分で見つけた数　　個
全部見つけるまでの時間　　分　秒

正

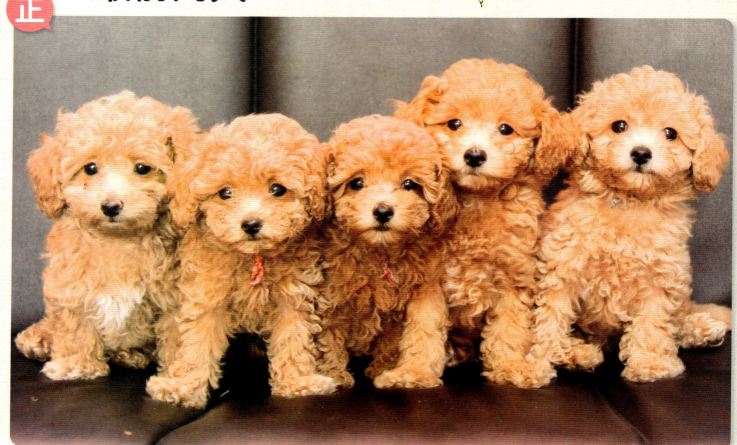

誤　まちがいは5つ。1分で探してわん。

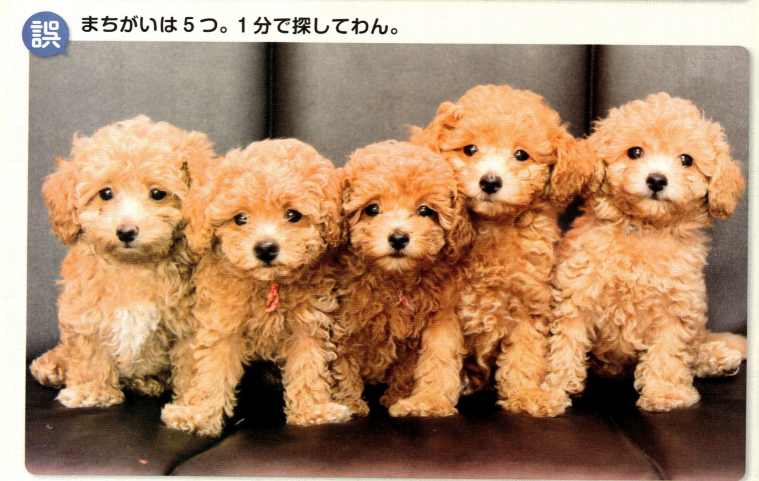

解答は66ページ

17 ハラハラ犬

どうしよう……上の砂がどんどんなくなっちゃう！

正

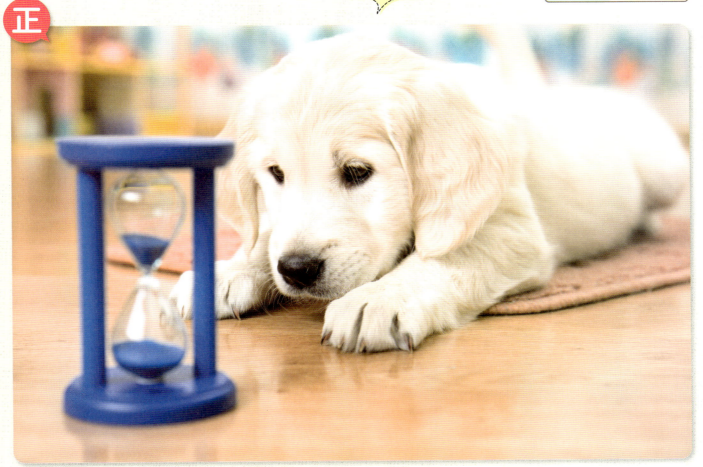

誤 まちがいは5つ。1分で探してわん。

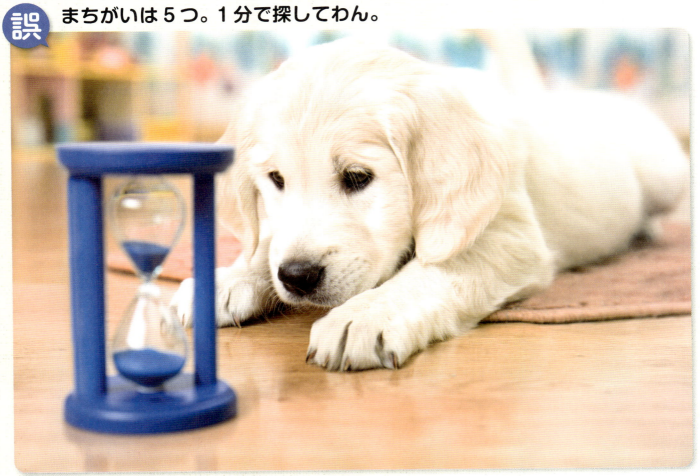

18 クイズ犬

さて、次に寝落ちするのはどのコ？

1分で見つけた数	個
全部見つけるまでの時間	分　秒

正

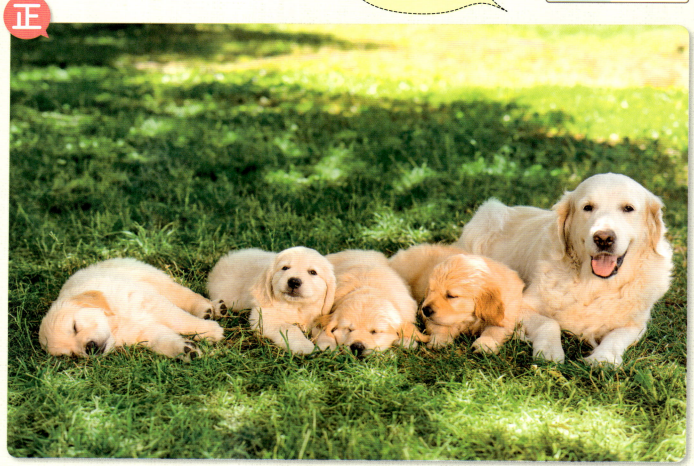

誤 まちがいは5つ。1分で探してわん。

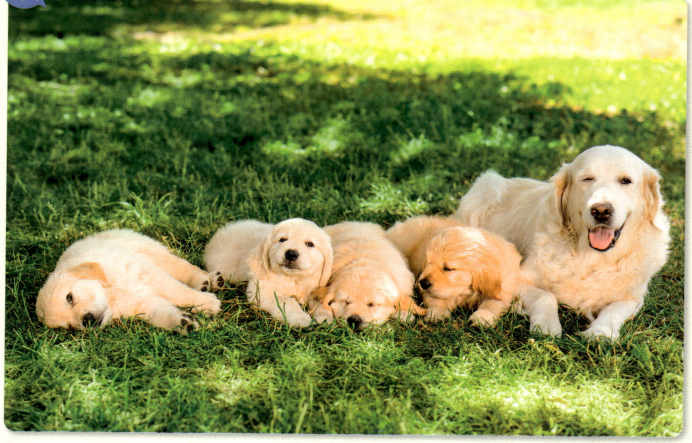

解答は66ページ

19 目移り犬

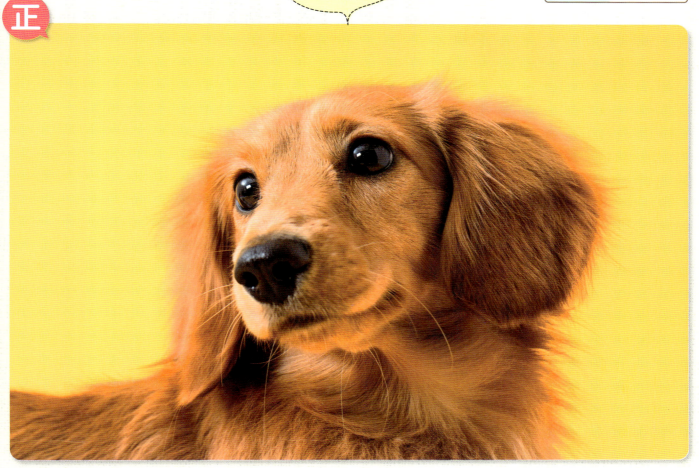

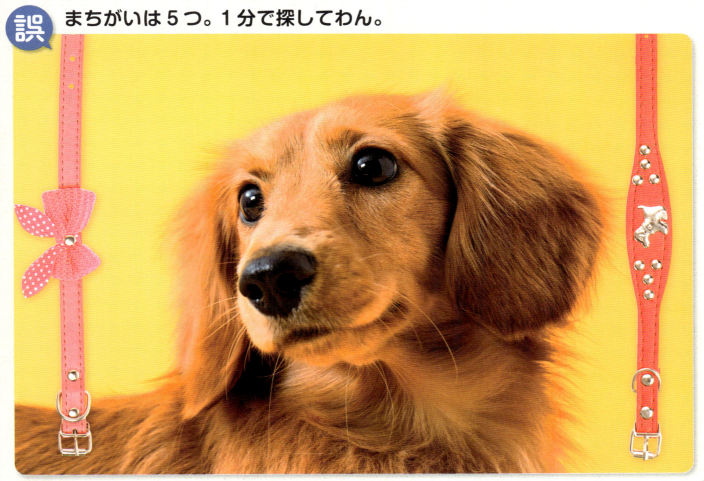

まちがいは5つ。1分で探してわん。

➡解答は66ページ

20 気が利く犬

おサイフ？テーブルの上にあったよ

1分で見つけた数	個
全部見つけるまでの時間	分　秒

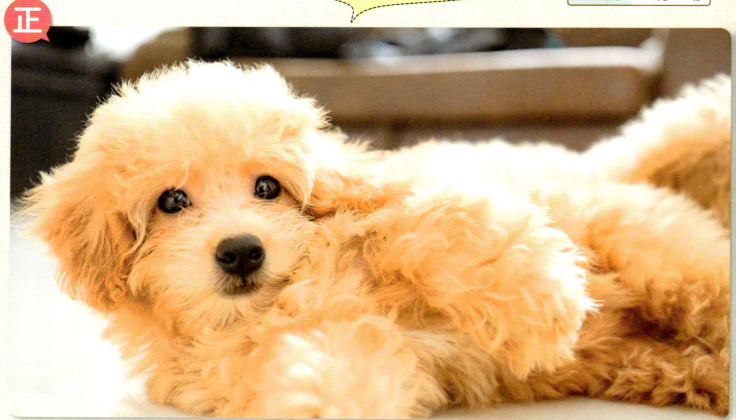

まちがいは5つ。1分で探してわん。

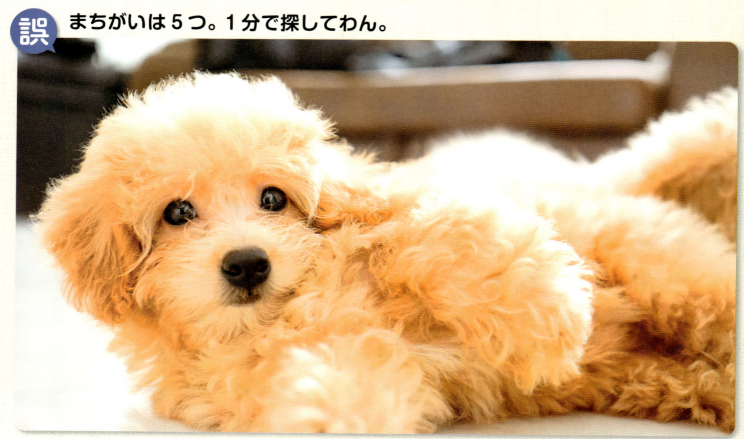

➡解答は66ページ

21 山岳救助見習い犬

正

遭難でちゅか？助けにきまちた！

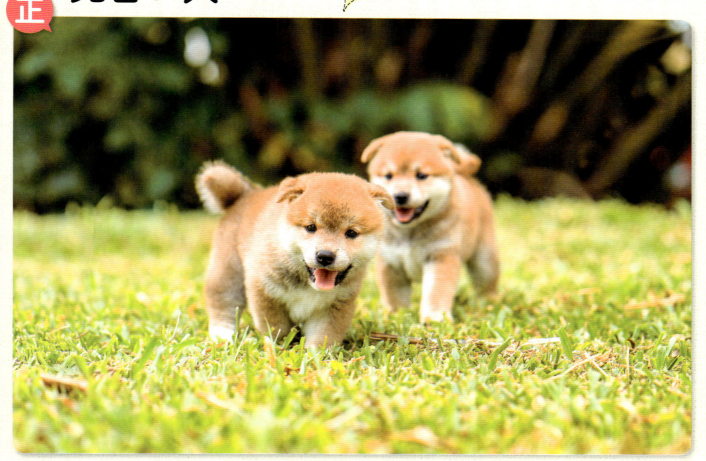

誤 まちがいは5つ。1分で探してわん。

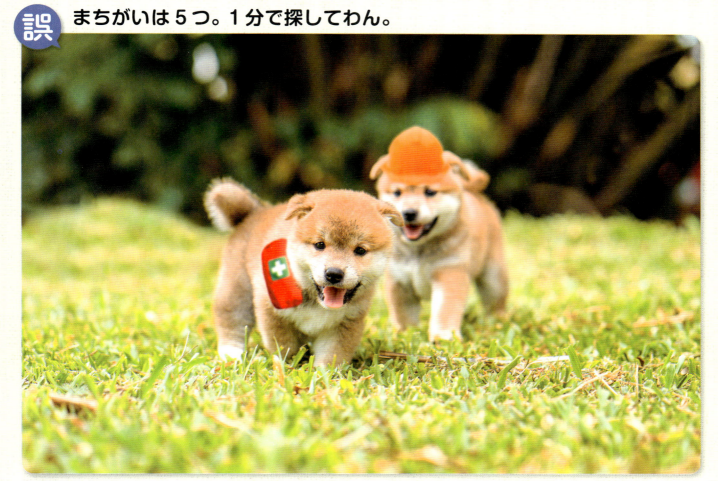

22 寝言犬

こーんなに大きい骨、初めてでちゅ……ムニャムニャ

1分で見つけた数	個
全部見つけるまでの時間	分 秒

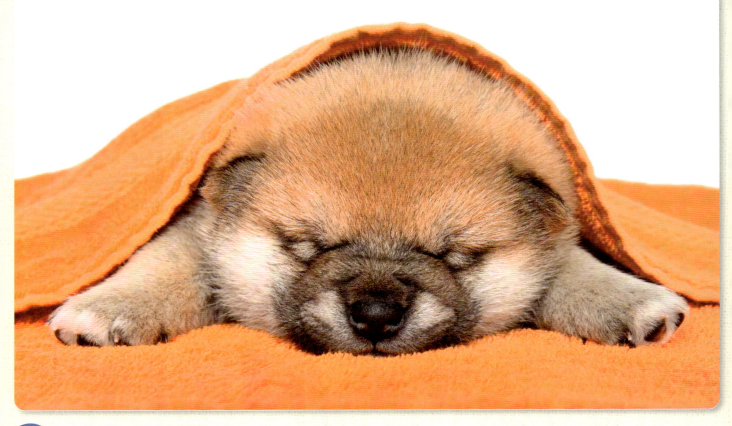

 まちがいは5つ。1分で探してわん。

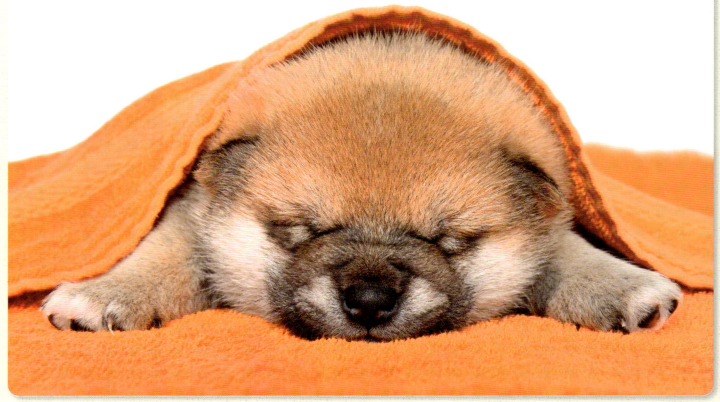

➡解答は67ページ

23 先輩後輩犬

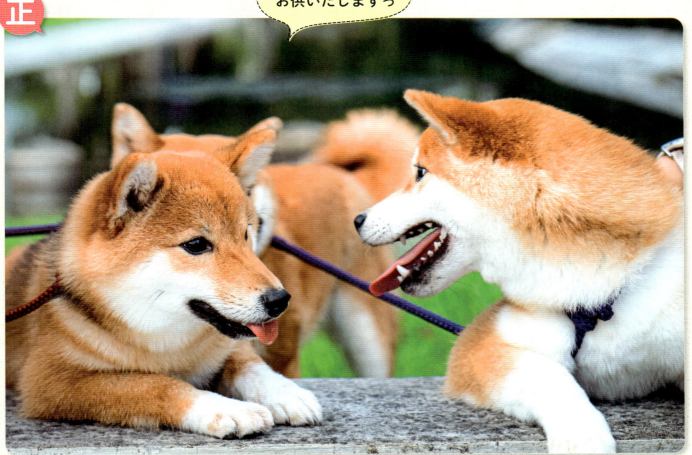

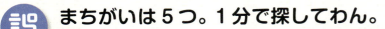
まちがいは5つ。1分で探してわん。

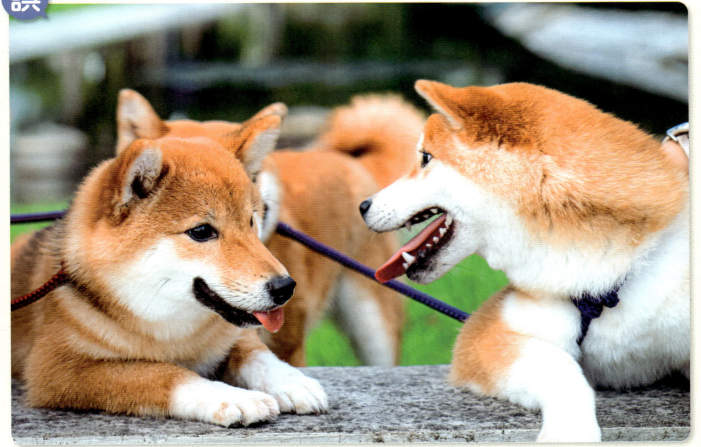

24 出張犬

このベッド、手足も胴も伸ばせるよ

正
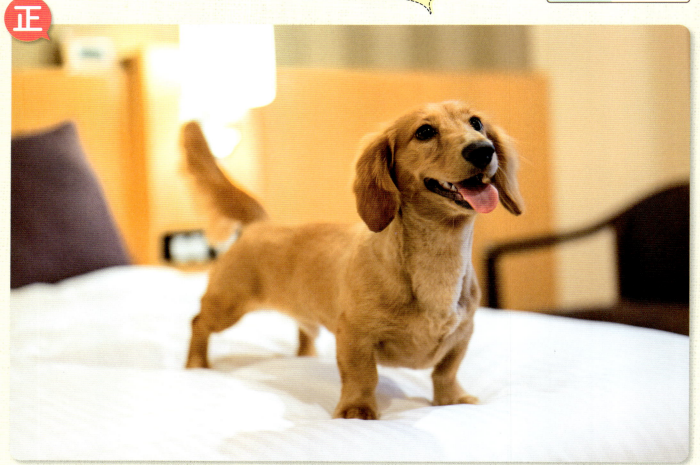

誤 まちがいは5つ。1分で探してわん。
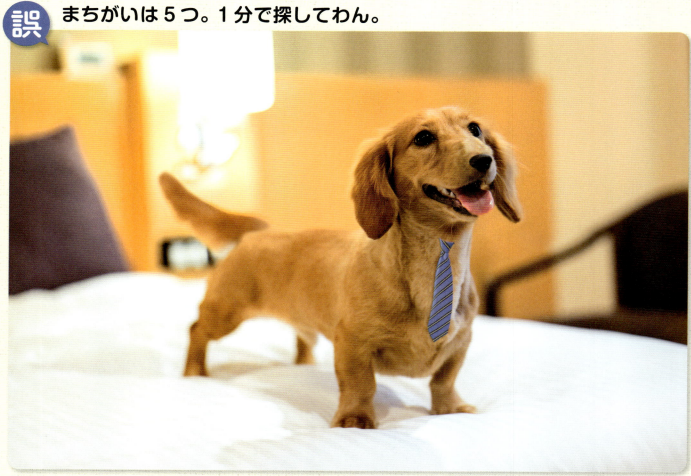

25 不評犬

いないいないばあーってなんスか、それ？

正

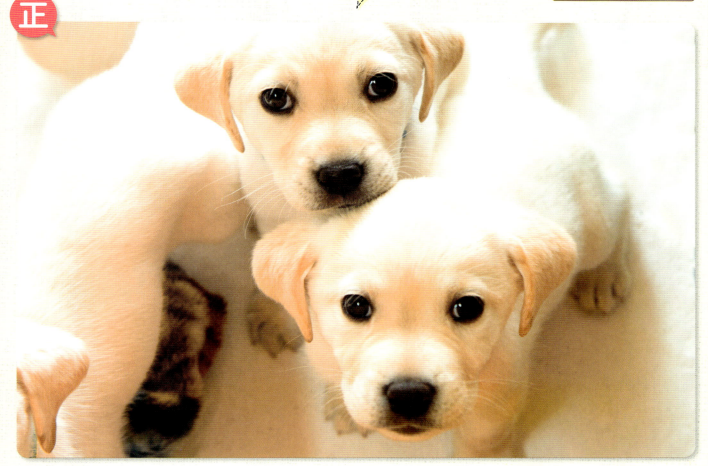

誤 まちがいは5つ。1分で探してわん。

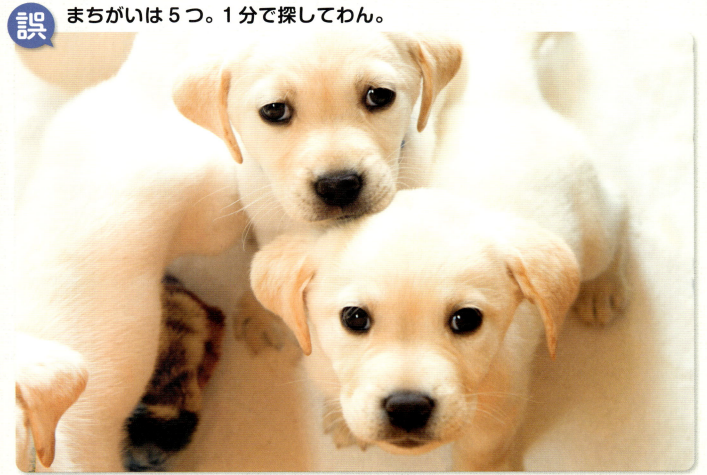

26 お買い物犬

もうワンサイズ、大きいのありますか？

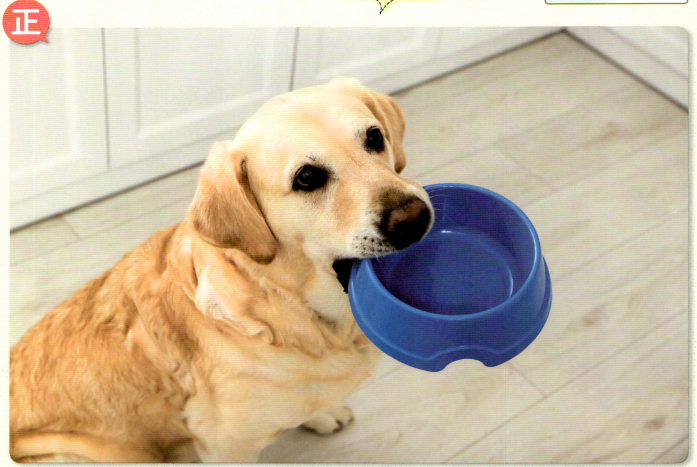

まちがいは5つ。1分で探してわん。

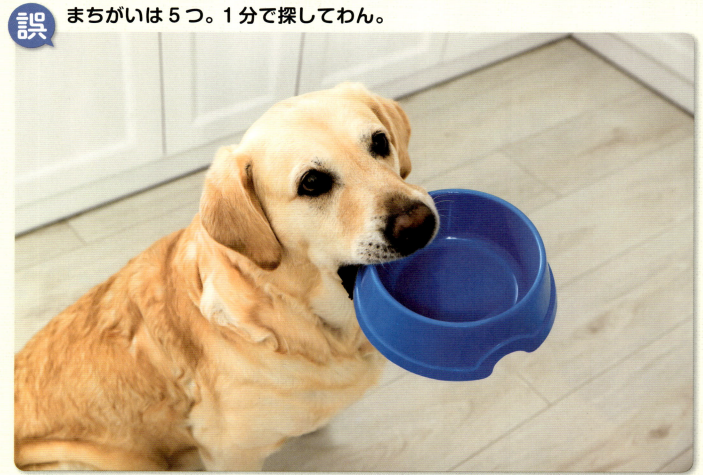

27 立ち場逆犬

正

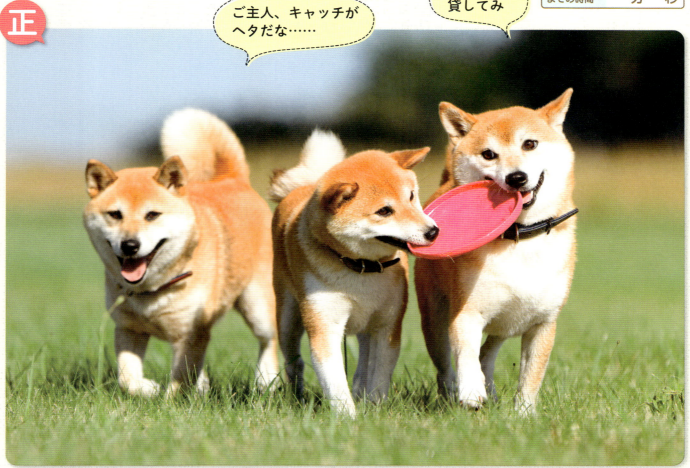

誤 まちがいは5つ。1分で探してわん。

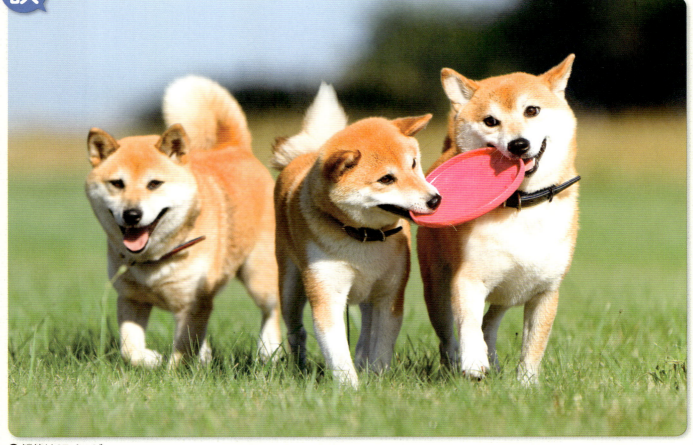

解答は67ページ

28 カラオケ犬

シーは
シバいぬのシー♪

正
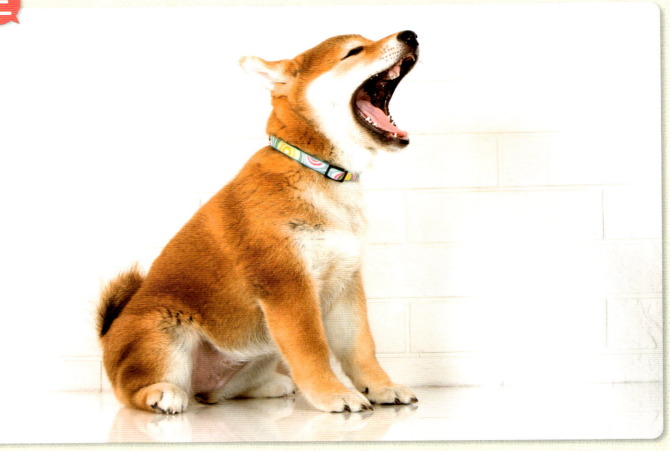

誤 まちがいは5つ。1分で探してわん。
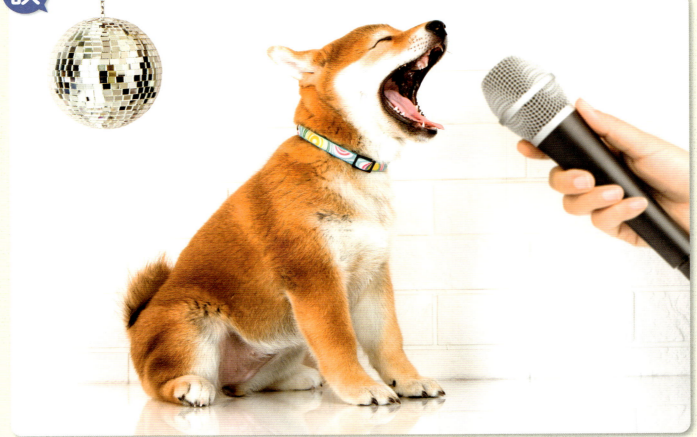

29 初注射犬

チクンってしますよって、どういうことでちゅか？

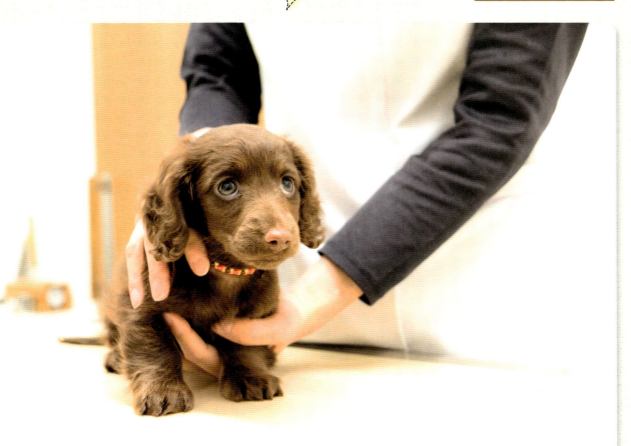

 まちがいは5つ。1分で探してわん。

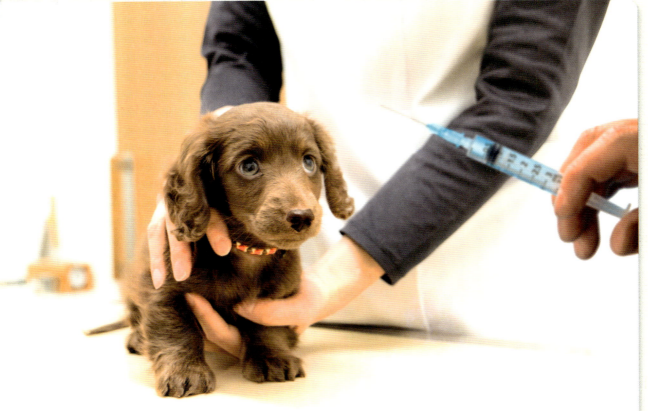

30 なぐさめ犬

ほーら、笑って笑って！そうそう！

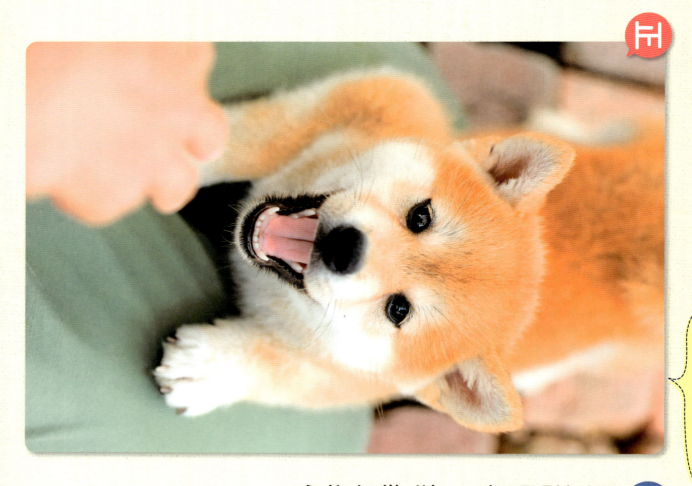

まちがいが5つ。1分で探してください。

31 勝負犬

【正】

あの木まで、どっちが速いかやろーよ

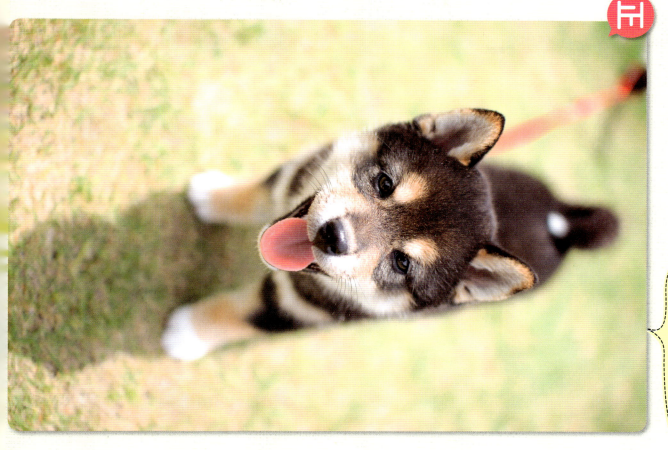

【誤】

まちがいは5つ。1分で探してみよう。

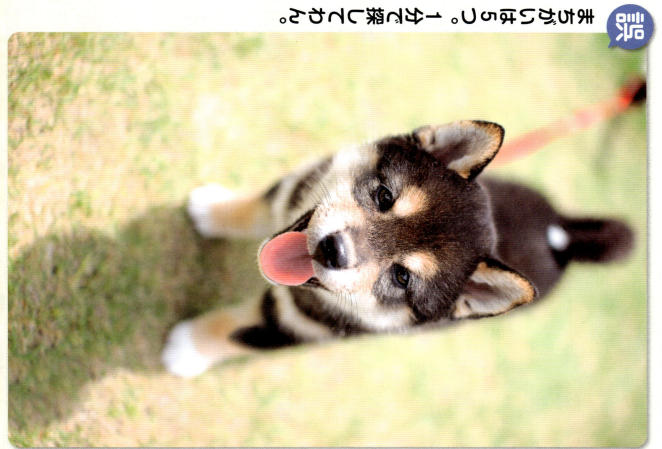

1分で見つけた数　　個
全部見つけるまでの時間　　分　　秒

32 夢で金メダル犬

自由形、犬かきで1着ゴール、タッチ！

1分で見つけた数	個
全部見つけるまでの時間	分　秒

正

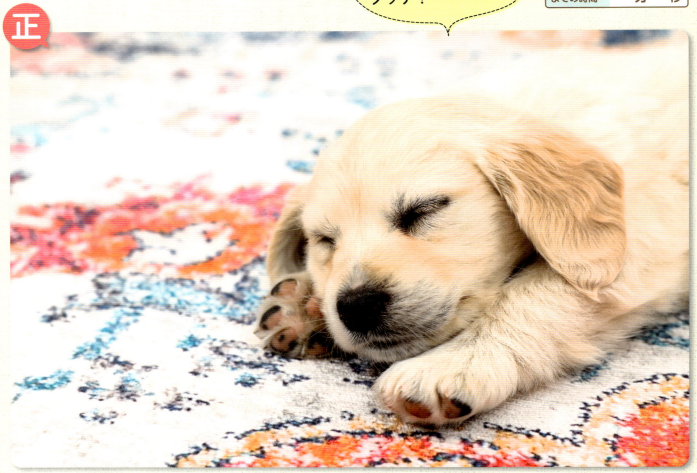

誤　まちがいは5つ。1分で探してわん。

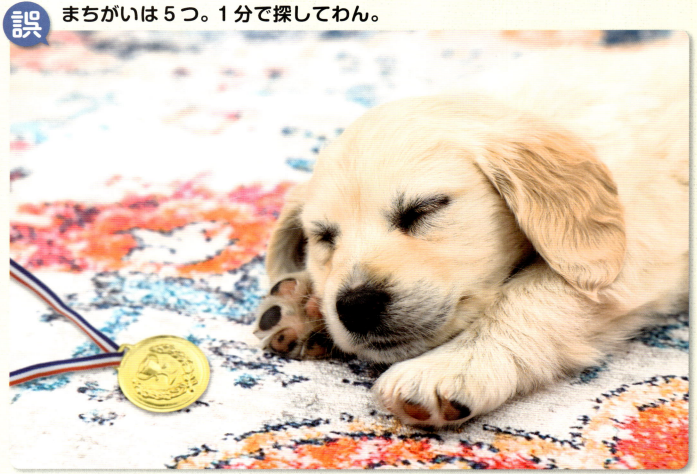

➡ 解答は68ページ

33 お見送り犬

あれ？ パパ、今日日曜だよ！

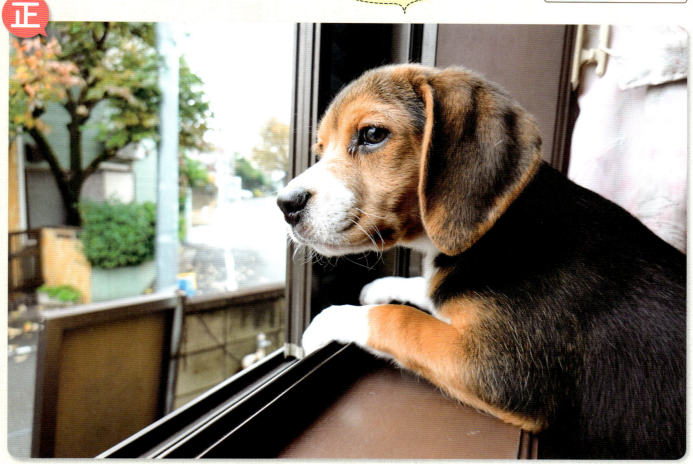

まちがいは5つ。1分で探してわん。

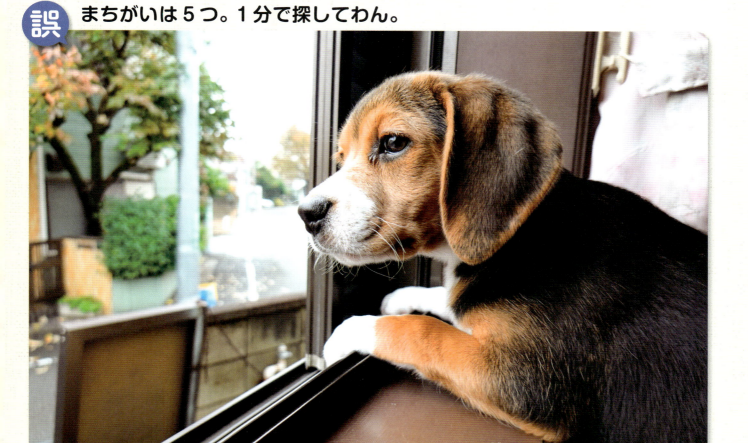

34 お互いさま犬

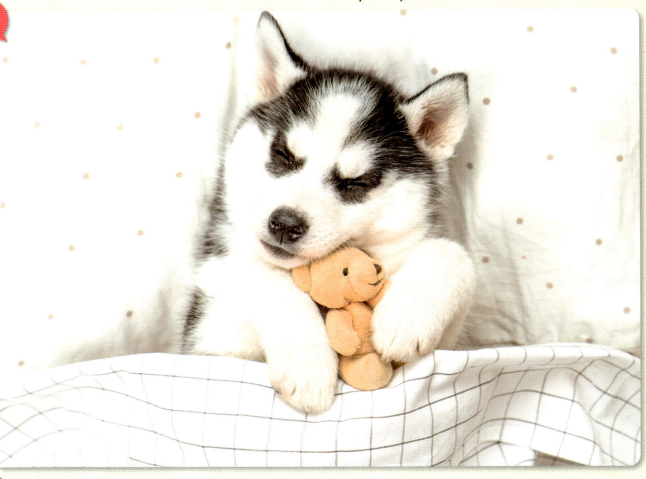

このコ、ボクがいないと眠れないんだ

1分で見つけた数　　個
全部見つけるまでの時間　　分　秒

まちがいは5つ。1分で探してわん。

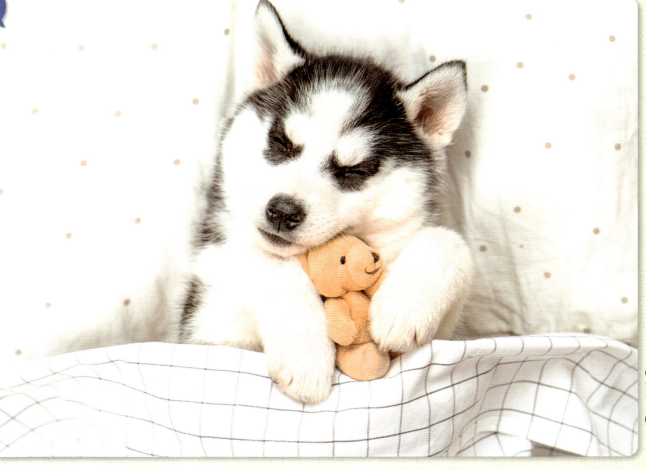

→解答は68ページ

35 確認犬

今、美容院に行くっていったの？
病院に行くっていったの？

1分で見つけた数	個
全部見つけるまでの時間	分　秒

正

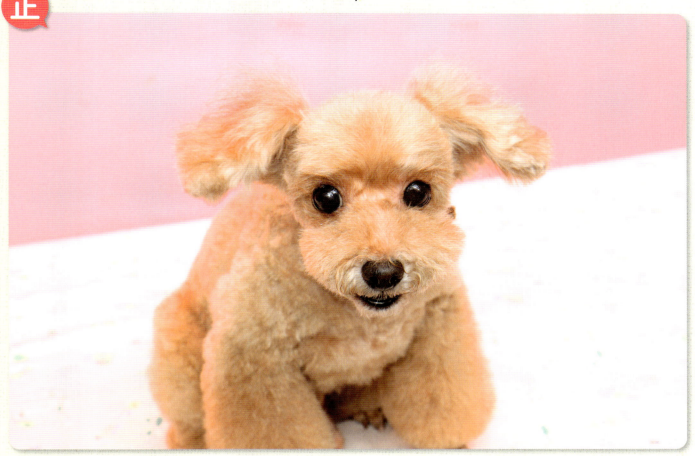

誤 まちがいは5つ。1分で探してわん。

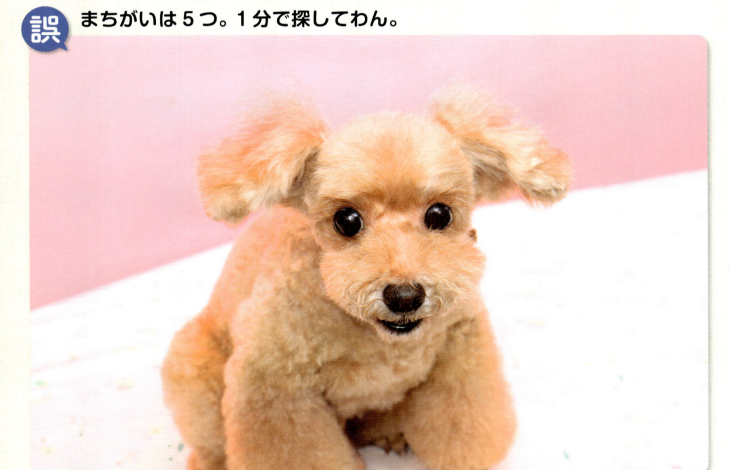

➡解答は68ページ

36 注文犬

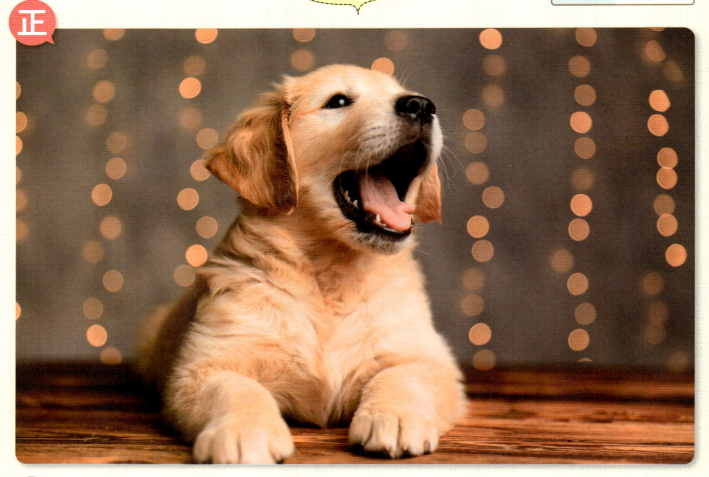

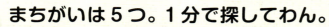
まちがいは5つ。1分で探してわん。

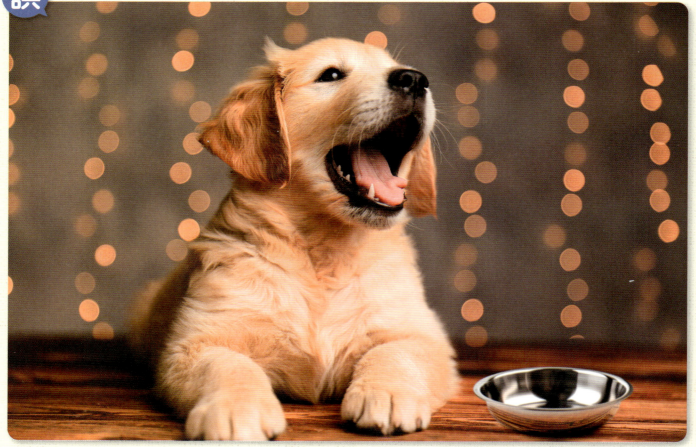

37 睡魔と闘う犬

起きなきゃ、いぬバスに乗り遅れちゃう

1分で見つけた数	個
全部見つけるまでの時間	分 秒

正

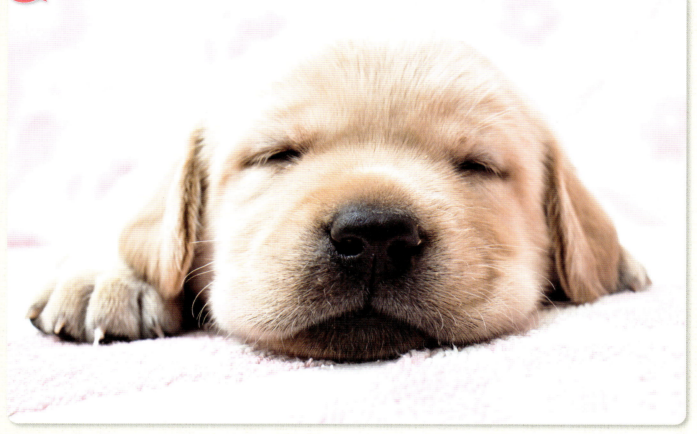

 まちがいは5つ。1分で探してわん。

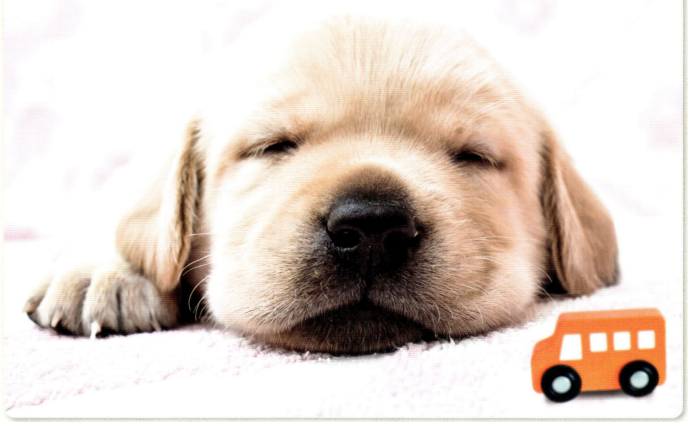

解答は68ページ

38 SOS犬

助けて〜
お布団で溺れる〜

1分で見つけた数　　　個
全部見つけるまでの時間　　分　秒

正

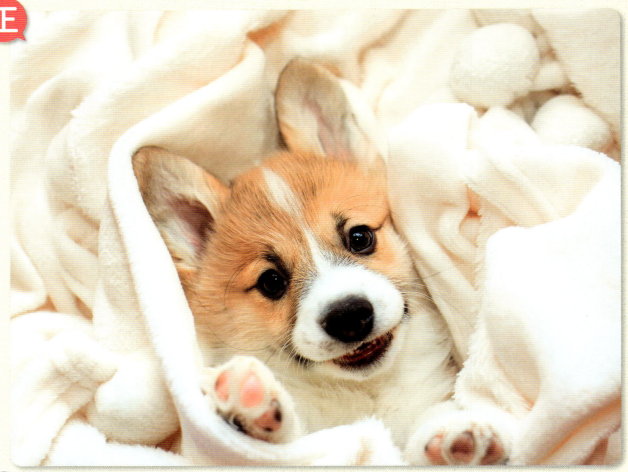

誤

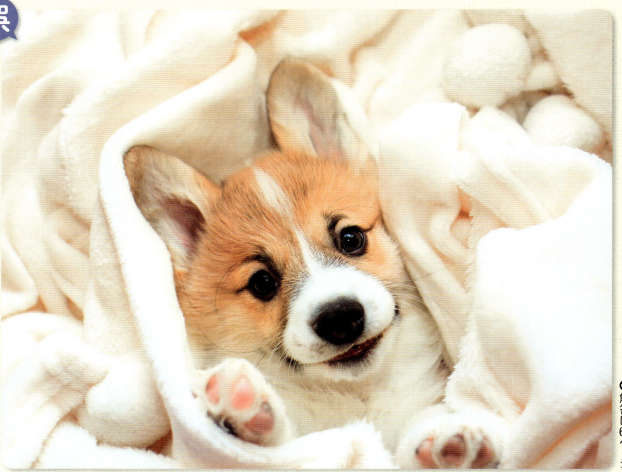

まちがいは5つ。1分で探してわん。

➡解答は69ページ

42

39 手相鑑定犬

どれどれ、うーん、女難の相が出ておる

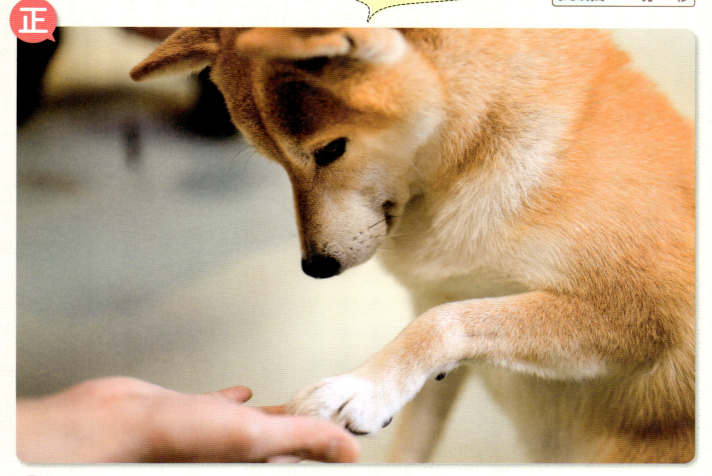

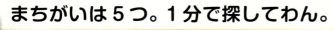
まちがいは5つ。1分で探してわん。

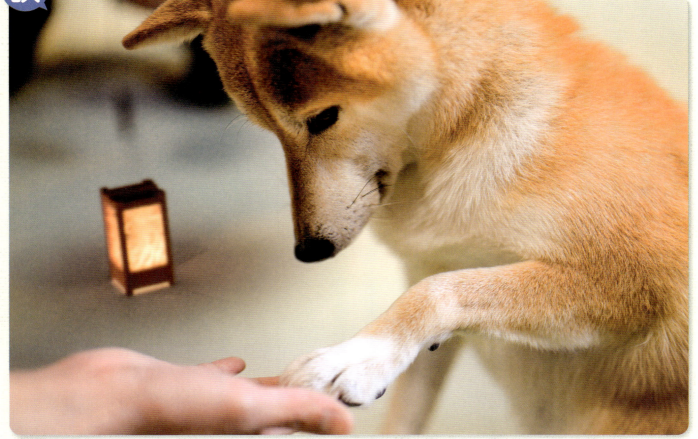

40 けなげ犬

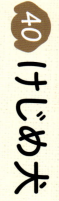

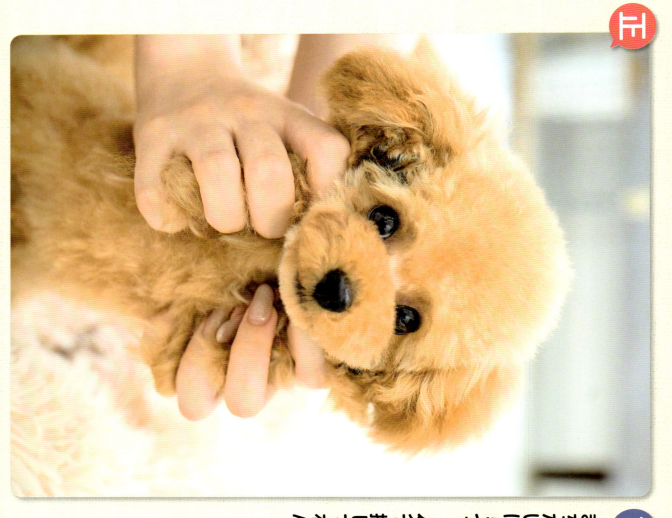

まちがいは5つ。1分で探してみよう。

今日のモフモフ、あと10秒ね

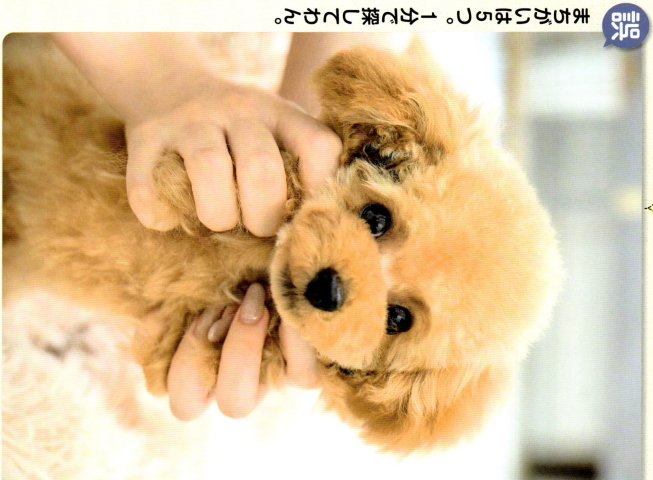

1分で見つけた数	個
全部見つけるまでの時間	分 秒

41 うるうる犬

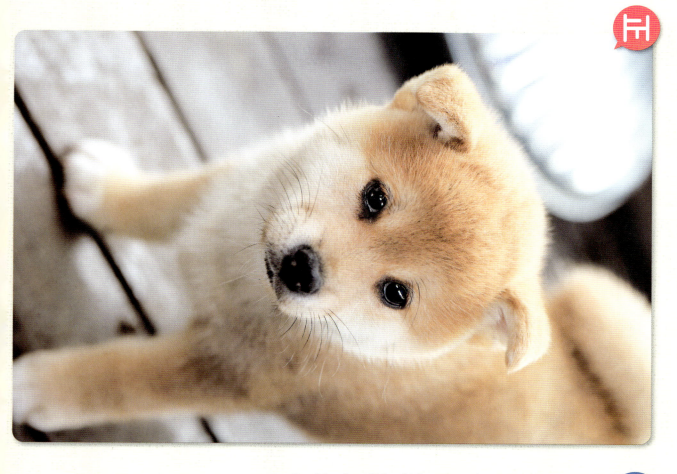

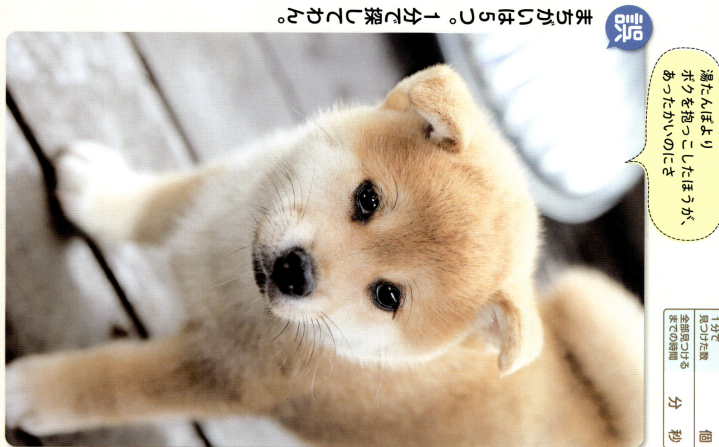

湯たんぽより ボクを抱っこしたほうが、 あったかいのにさ

まちがいが5つ。1分で探してみよう。

1分で見つけた数　　個
全部見つけるまでの時間　　分　　秒

42 初デート犬

正

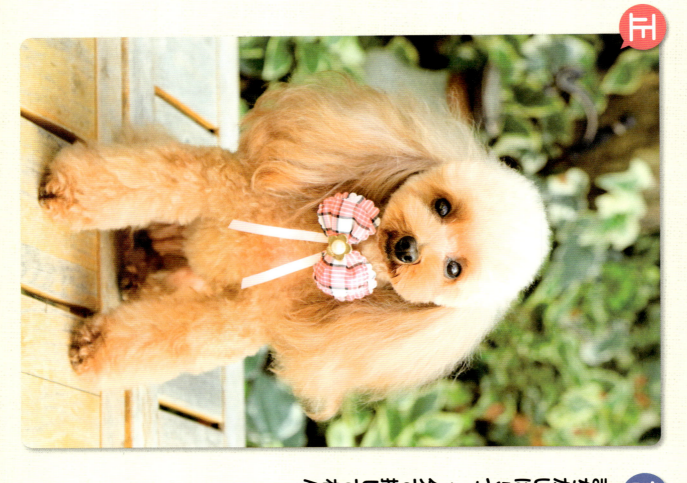

誤

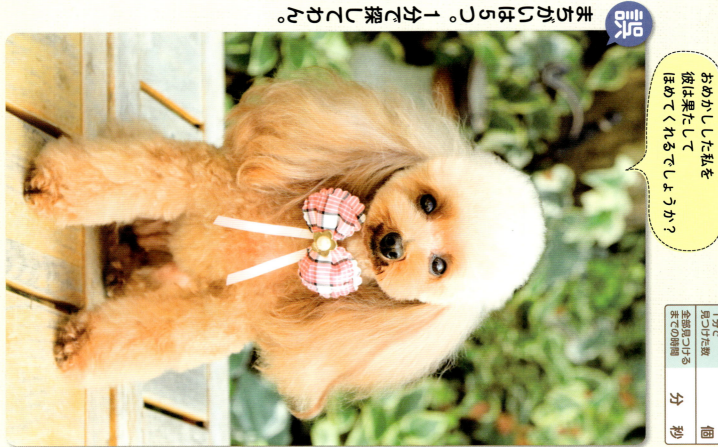

おめかしした私を彼は果たしてほめてくれるでしょうか？

43 思いやり犬

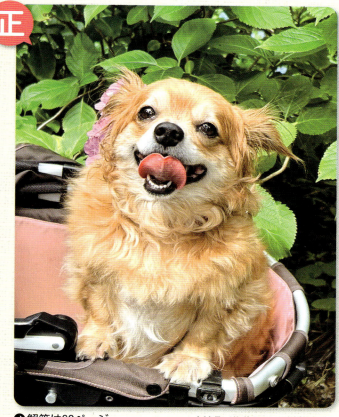
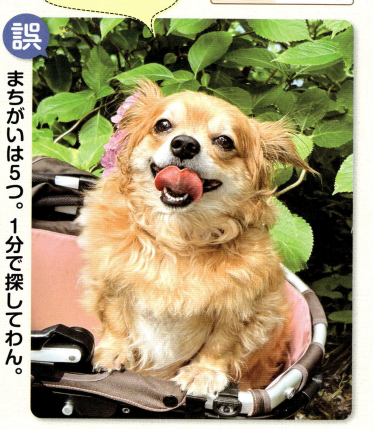

疲れたの？じゃ、今度は私が押したげる！

まちがいは5つ。1分で探してわん。

1分で見つけた数	個
全部見つけるまでの時間	分　秒

➡ 解答は69ページ　　宮城県／佐藤さんちののえるちゃん

44 青春犬

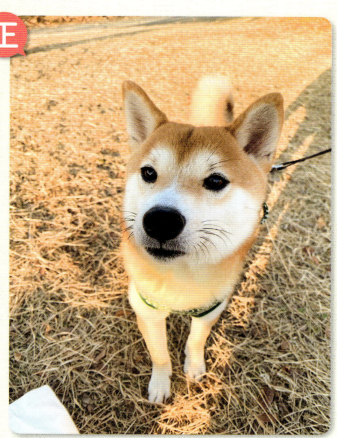
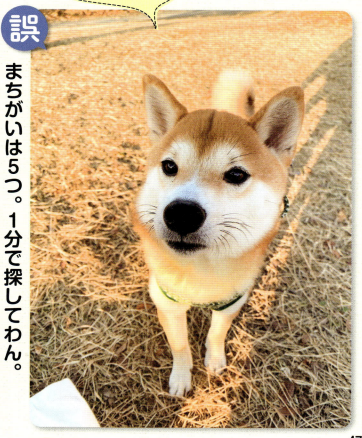

ご主人、夕日に向かって走ろうよっ

まちがいは5つ。1分で探してわん。

1分で見つけた数	個
全部見つけるまでの時間	分　秒

➡ 解答は69ページ　　東京都／Kさんちの小太郎くん

47

45 初恋犬

んまっ、
積極的なお方……

1分で見つけた数	個
全部見つけるまでの時間	分　秒

正
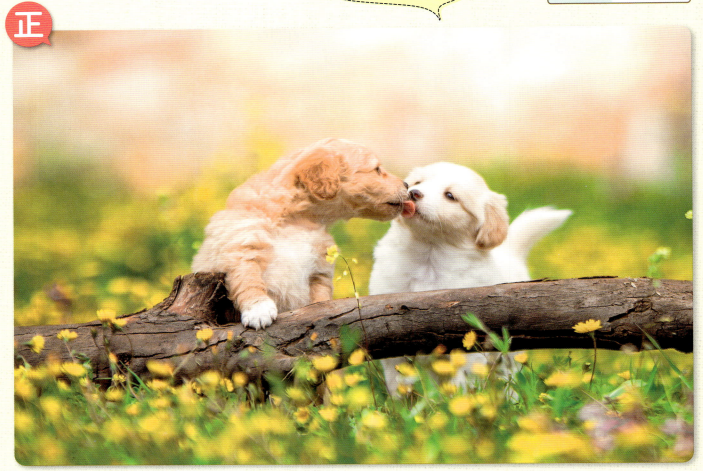

誤 まちがいは5つ。1分で探してわん。

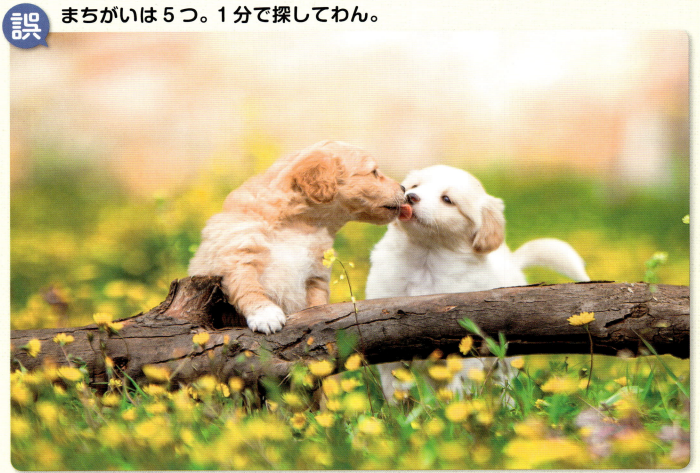

➡解答は70ページ

46 仲よし犬

このコね、すぐボクのまねするんだ

1分で見つけた数	個
全部見つけるまでの時間	分　秒

正

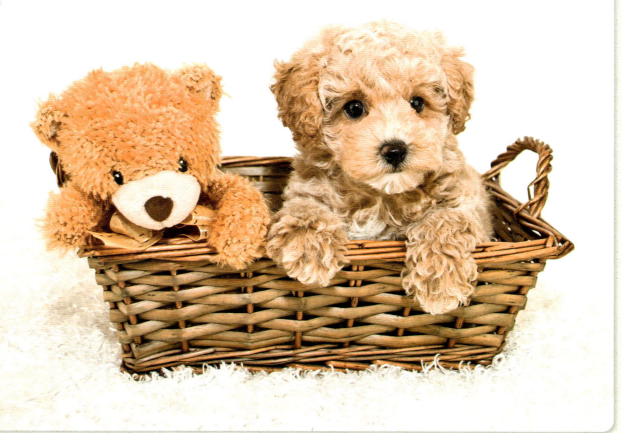

誤

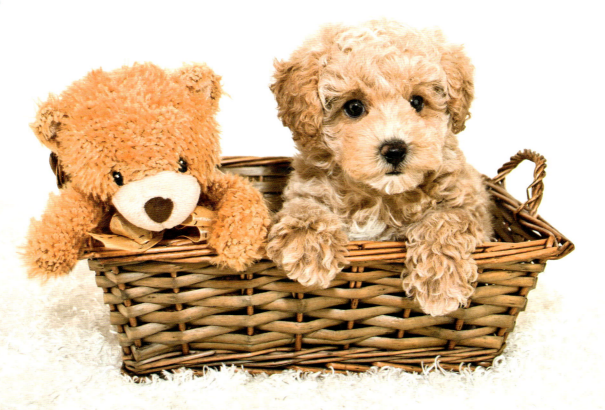

まちがいは5つ。1分で探してわん。

解答は70ページ

49

47 決意犬

止めるな！男は行かなきゃいけないときがあるんだ

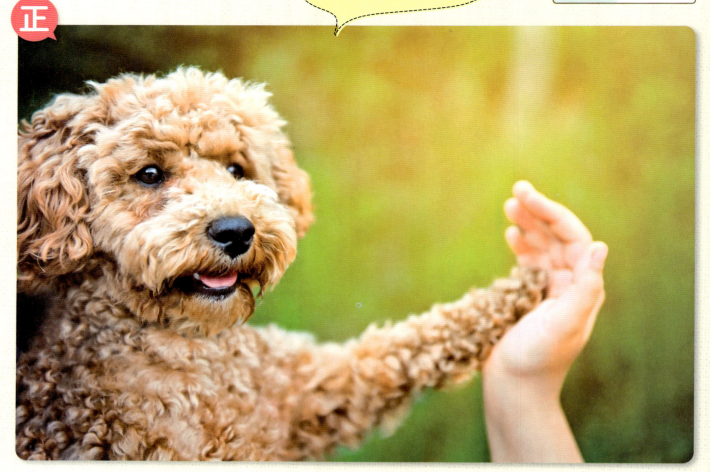

まちがいは5つ。1分で探してわん。

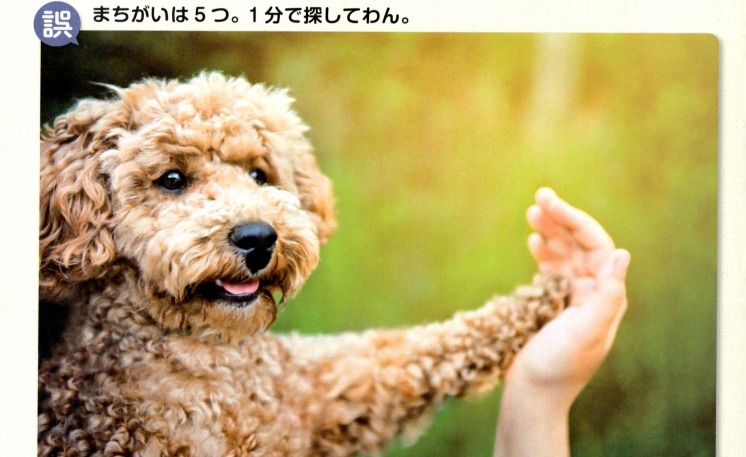

48 レストランのお客犬

あのー、お箸もらっていいですか？

1分で見つけた数	個
全部見つけるまでの時間	分　秒

正

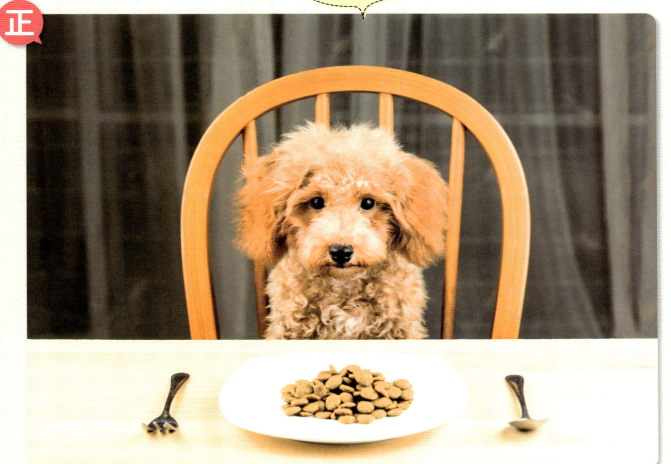

誤

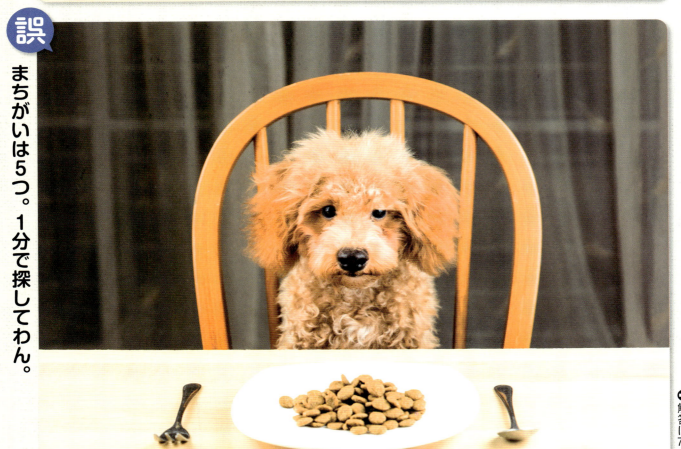

まちがいは5つ。1分で探してわん。

➡ 解答は70ページ

49 かくれんぼ犬

やば、ゴミ収集車に連れてかれちゃう！

1分で見つけた数	個
全部見つけるまでの時間	分　秒

正

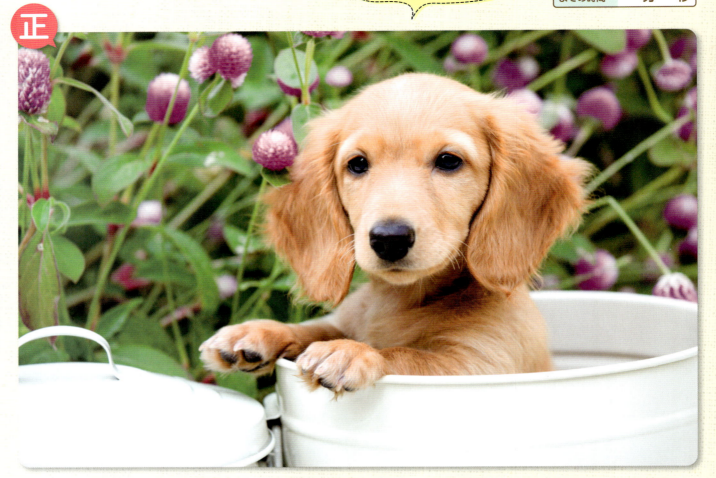

誤　まちがいは5つ。1分で探してわん。

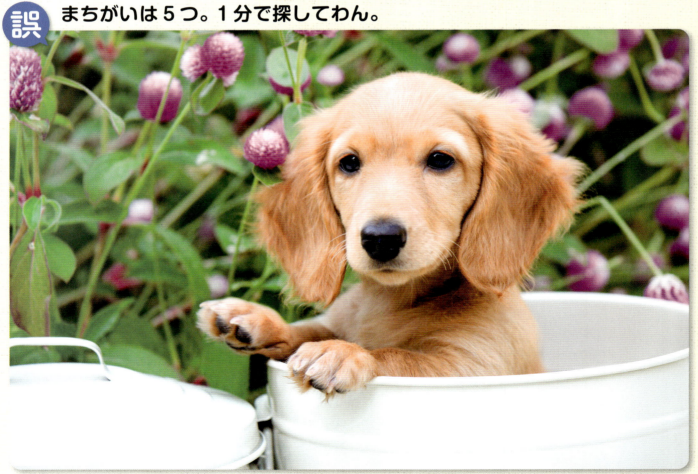

解答は70ページ

50 子守り犬

なぁ、王様取られてんのに、まだやるん？

正

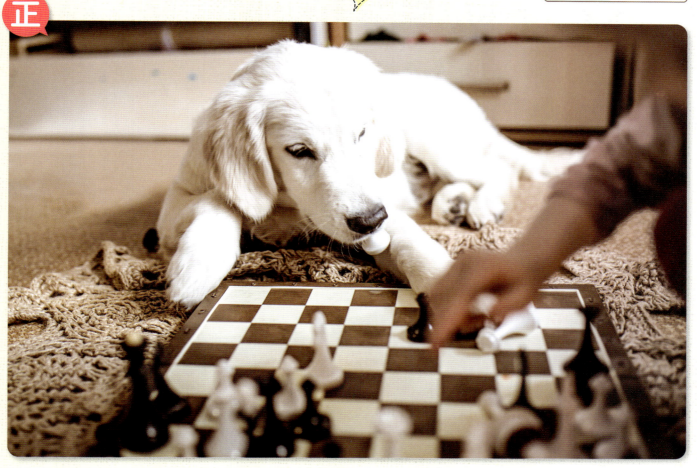

誤 まちがいは5つ。1分で探してわん。

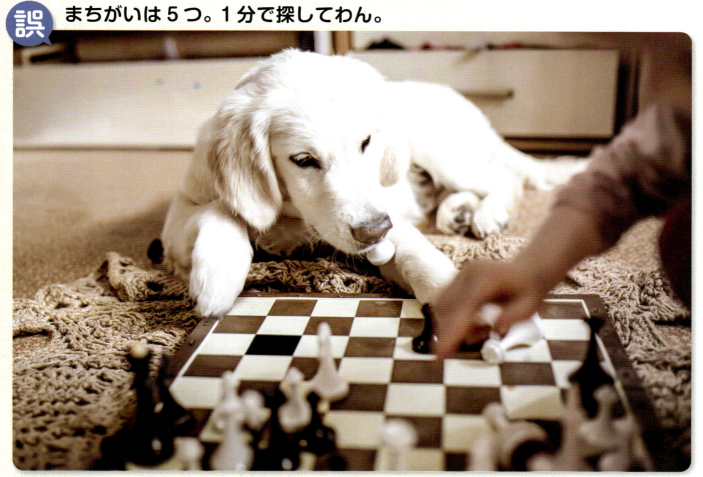

解答は70ページ

51 上から目線犬

え、ご飯の支度がまだ!?
それはいけませんね

1分で見つけた数　　個
全部見つけるまでの時間　　分　秒

正

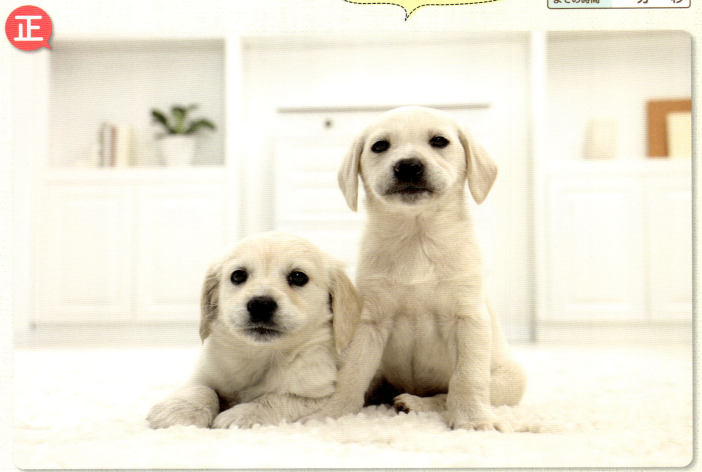

誤　まちがいは5つ。1分で探してわん。

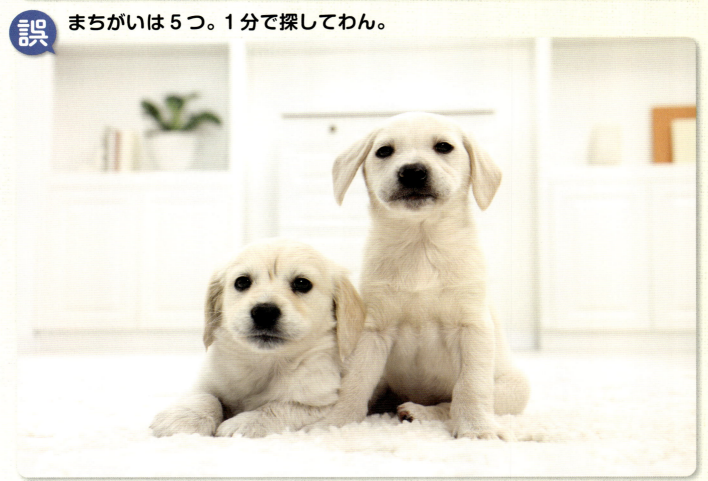

➡解答は70ページ

52 忍び足犬

お、獲物発見！

1分で見つけた数	個
全部見つけるまでの時間	分　秒

正

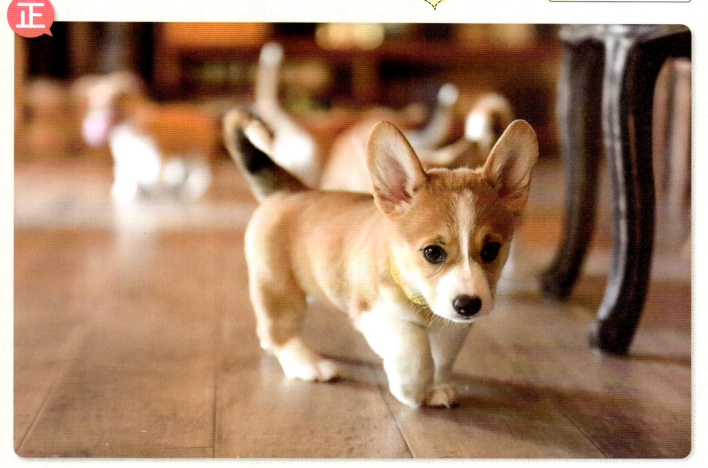

誤　まちがいは5つ。1分で探してわん。

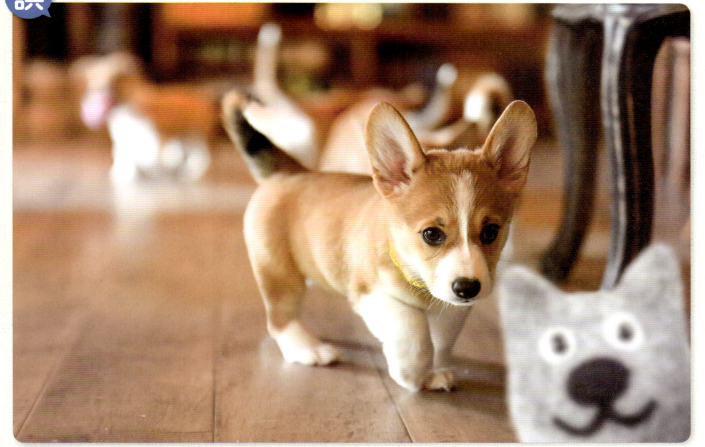

→解答は70ページ

53 下校犬

ランドセル置いたら、遊びに行こっ！

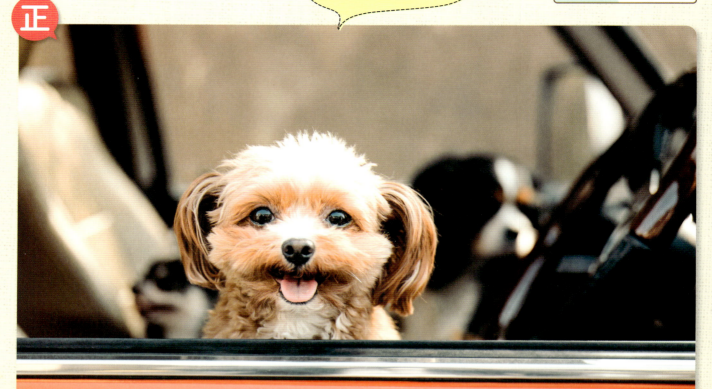

誤 まちがいは5つ。1分で探してわん。

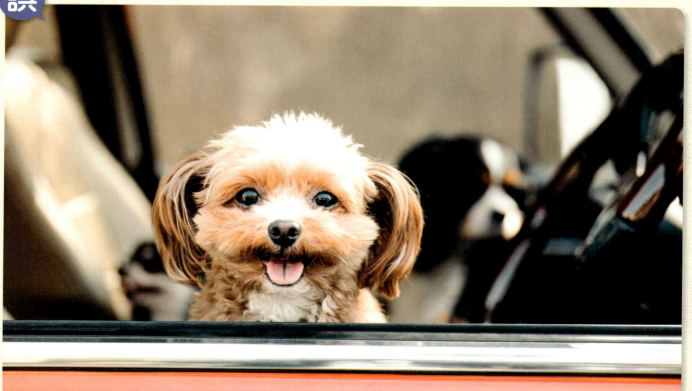

➡解答は71ページ

54 三人娘犬

私たち"キャン"でーずでーす

1分で見つけた数　　個
全部見つけるまでの時間　　分　秒

正

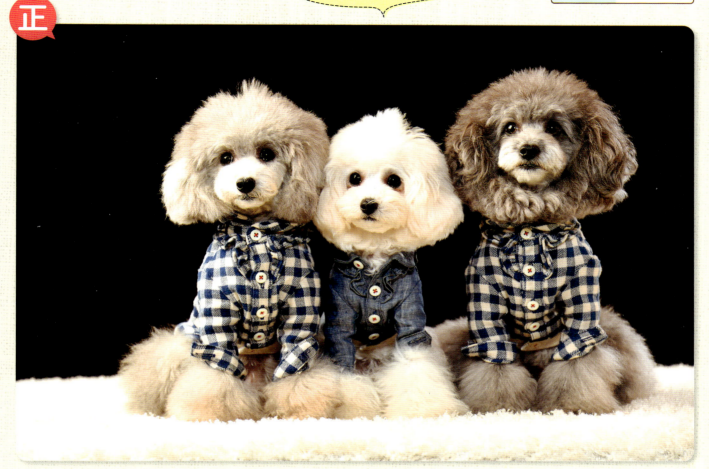

誤 まちがいは5つ。1分で探してわん。

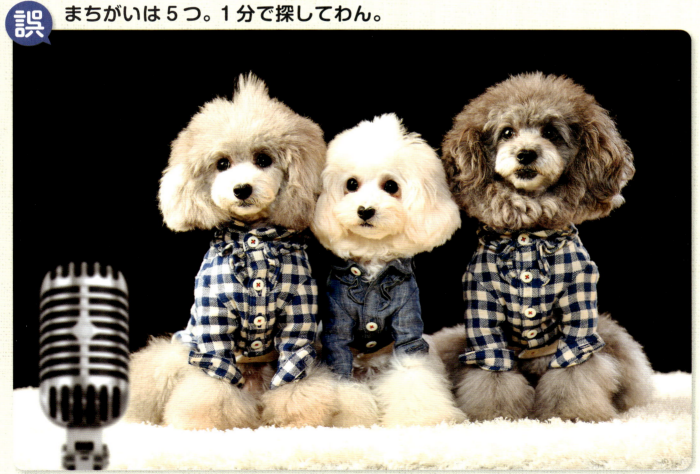

→解答は71ページ

57

55 サスペンスドラマ夢中犬

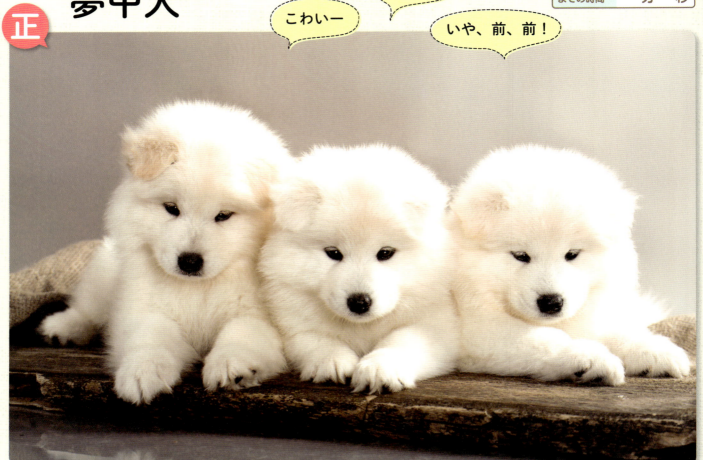

まちがいは5つ。1分で探してわん。

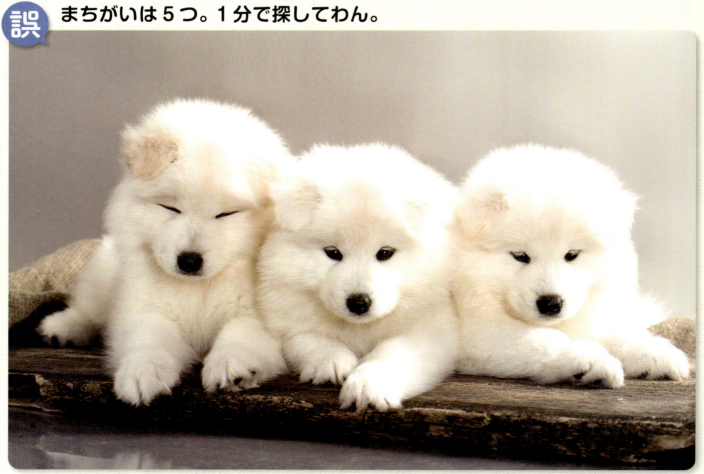

56 待ちぼうけ犬

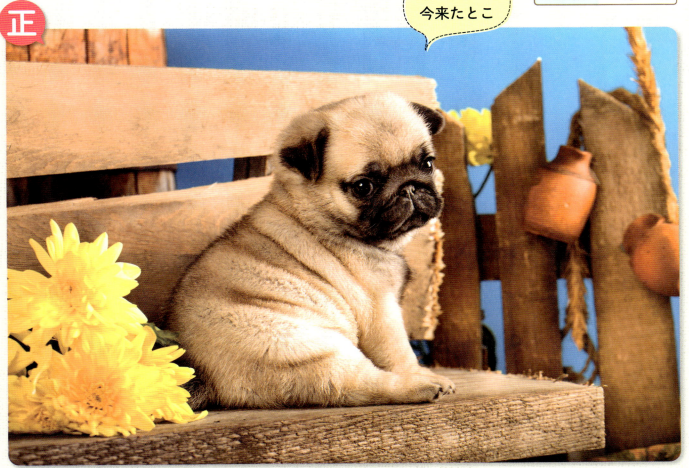

まちがいは5つ。1分で探してわん。

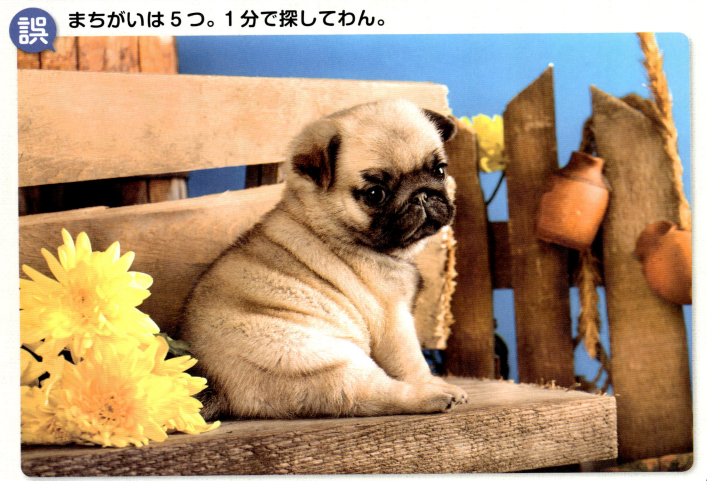

57 ないしょ話犬

1分で見つけた数	個
全部見つけるまでの時間	分　秒

正　そこ、耳じゃないよ

こしょこしょ

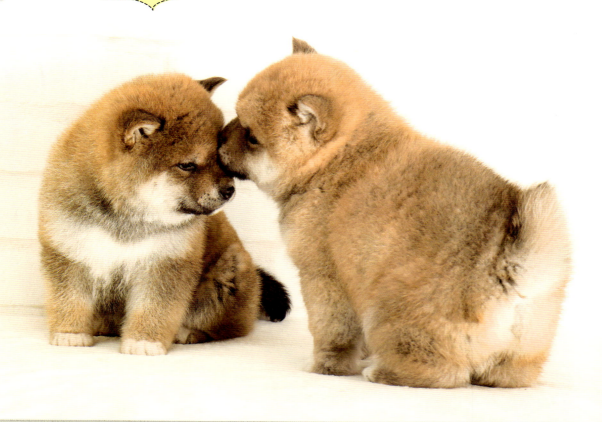

誤　まちがいは5つ。1分で探してわん。

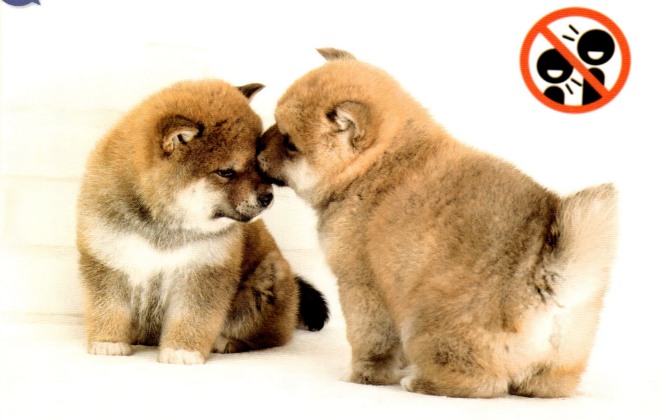

60　　　　　　　　　　　　　　　　　解答は71ページ

58 ダッシュ犬

だるまさんが転ん……近っ！

1分で見つけた数	個
全部見つけるまでの時間	分　秒

正

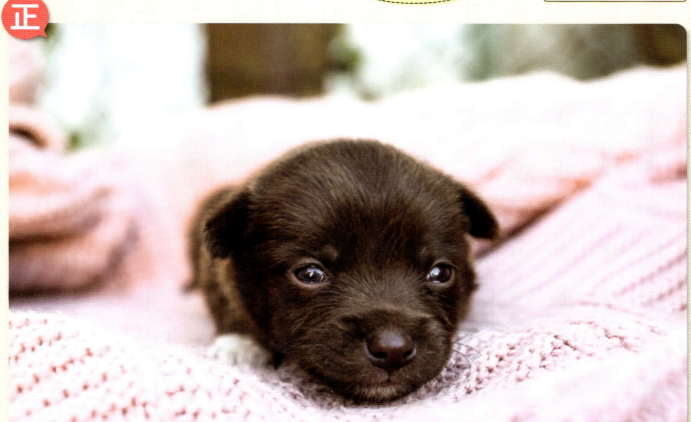

誤 まちがいは5つ。1分で探してわん。

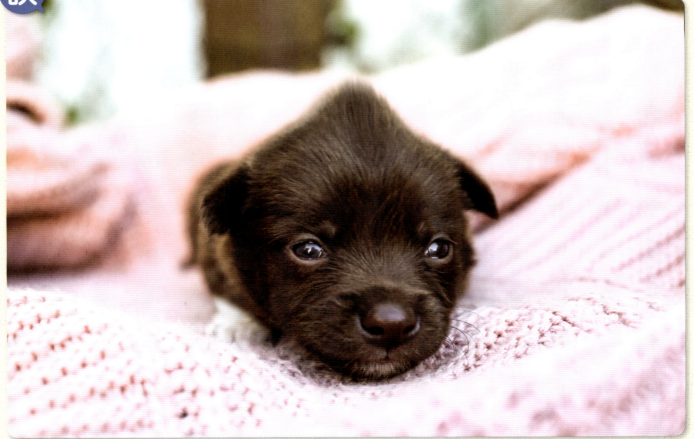

➡解答は71ページ

59 コーディネート犬

口紅っていうか、舌の色で服を合わせたのー

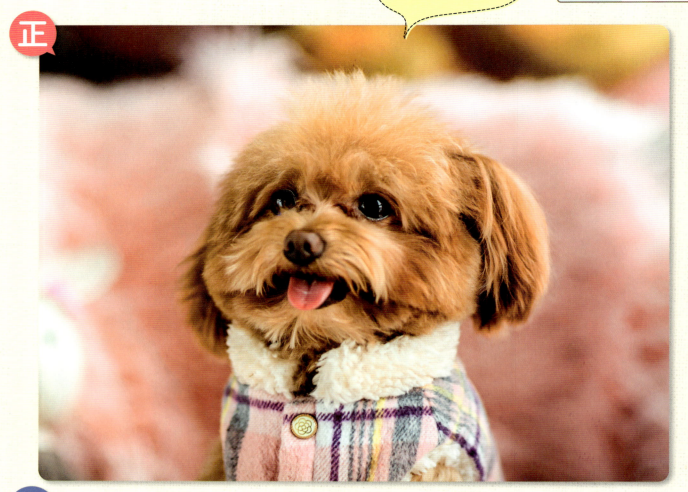

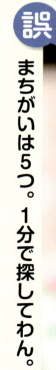

まちがいは5つ。1分で探してわん。

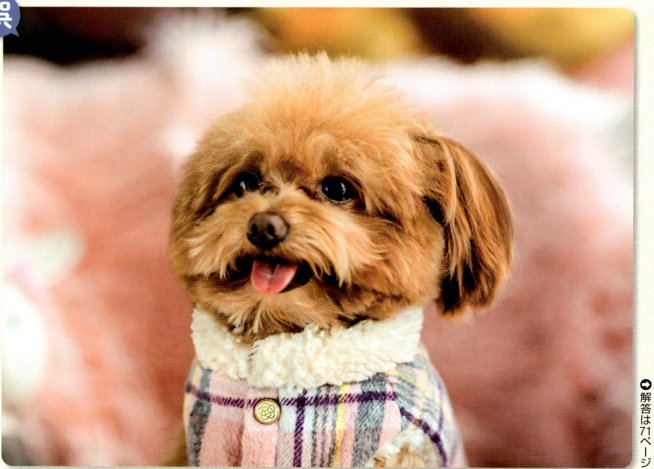

➡解答は71ページ

60 お知らせ犬

ここからだと、お花畑がよく見えるよー

正
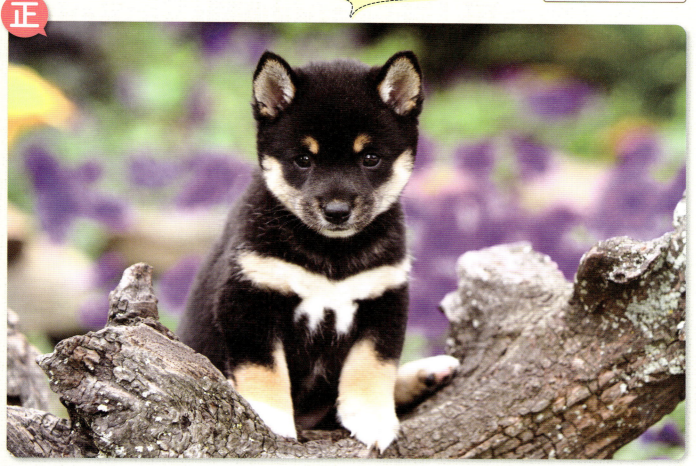

誤 まちがいは5つ。1分で探してわん。
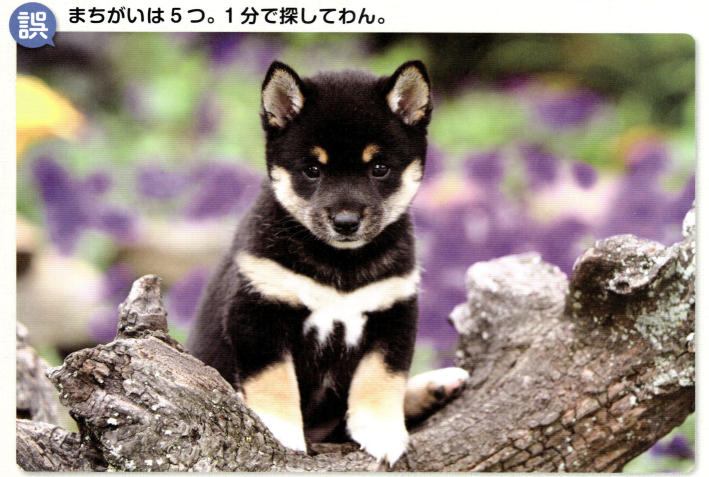

解答

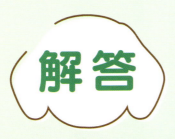

※印刷による汚れ・カスレなどはまちがいに含まれません。

カバーの解答

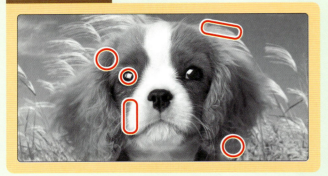

本書のまちがいさがしのやり方　人事採用犬（P4）

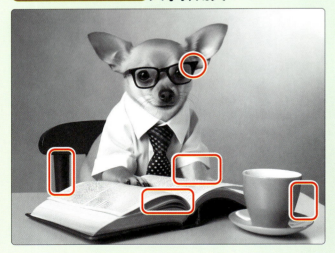

❶ 不安犬（P5）

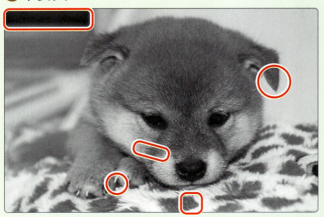

❷ わがまま犬（P6）

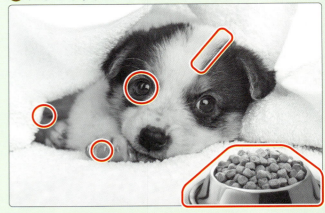

❸ 甘がみ犬（P7）

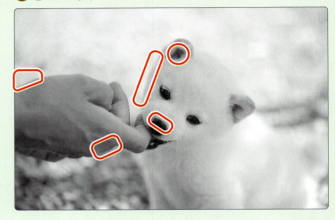

❹ 団子犬（P8）

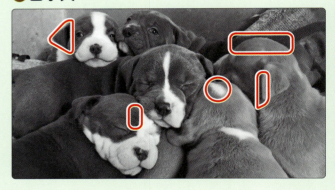

❺ たしなめ犬（P9）

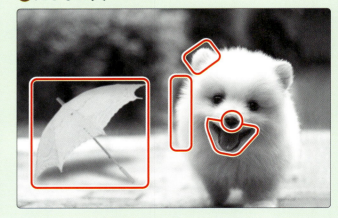

❻ 手のひら犬 (P10)

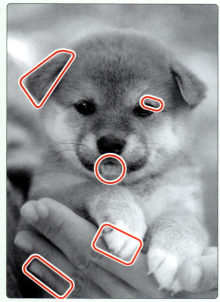

❼ ひと言犬 (P11)

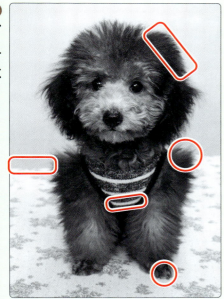

❽ イメトレ犬 (P12)

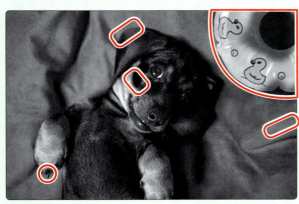

❾ カウンター犬 (P13)

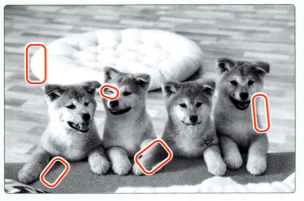

❿ 歩きたくない犬 (P14)

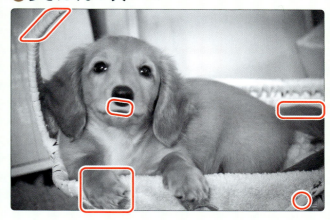

⓫ かしこまり犬 (P15)

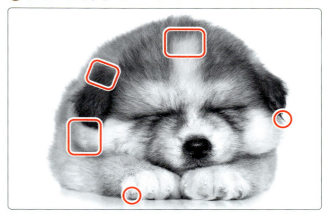

⓬ 感動犬 (P16)

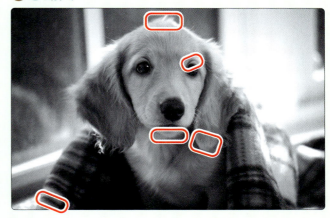

⓭ 整列犬 (P17)

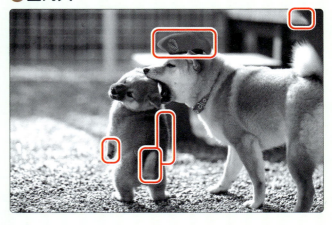

65

⑭ おねだり犬（P18）

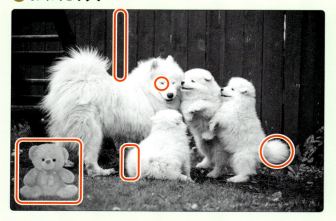

⑮ おくるみ犬（P19）

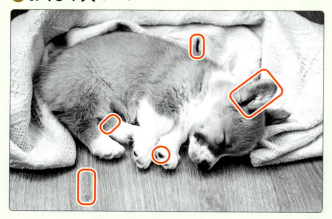

⑯ コンサート最前列犬（P20）

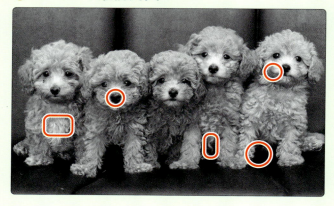

⑰ ハラハラ犬（P21）

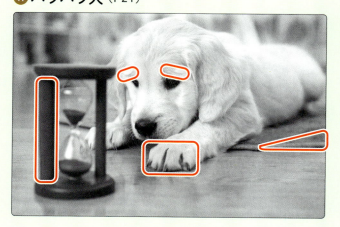

⑱ クイズ犬（P22）

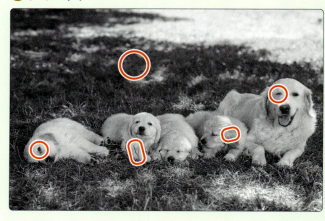

⑲ 目移り犬（P23）

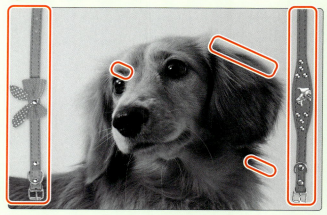

⑳ 気が利く犬（P24）

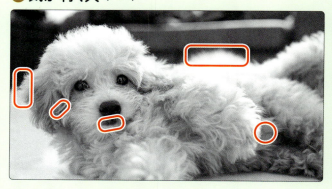

㉑ 山岳救助見習い犬（P25）

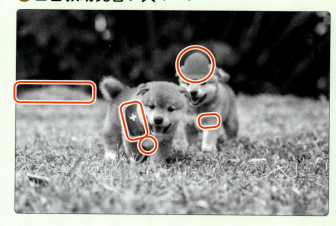

㉒ 寝言犬（P26）

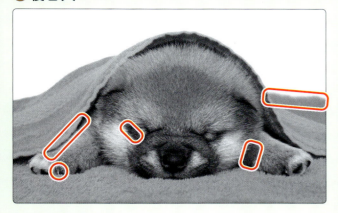

㉓ 先輩後輩犬（P27）

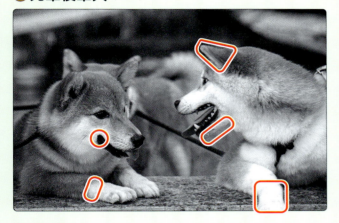

㉔ 出張犬（P28）

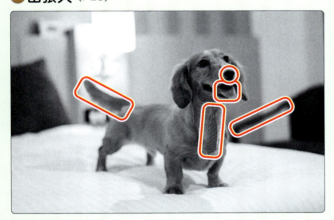

㉕ 不評犬（P29）

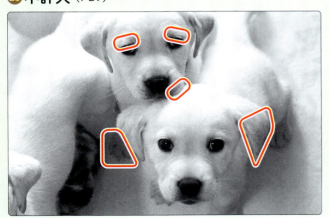

㉖ お買い物犬（P30）

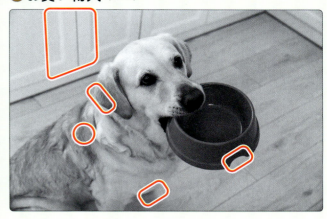

㉗ 立ち場逆犬（P31）

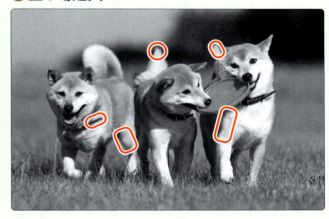

㉘ カラオケ犬（P32）

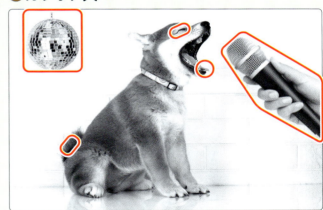

㉙ 初注射犬（P33）

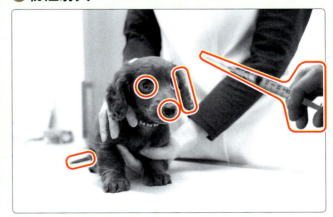

67

㉚ なぐさめ犬（P34）

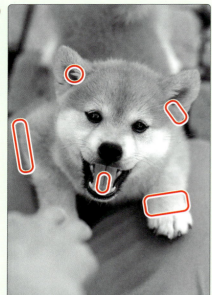

㉛ 勝負犬（P35）

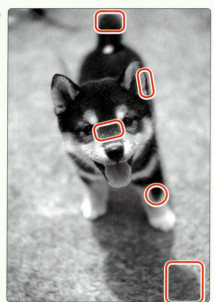

㉜ 夢で金メダル犬（P36）

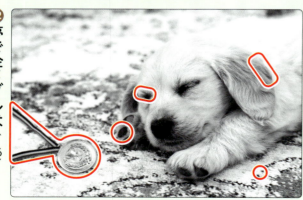

㉝ お見送り犬（P37）

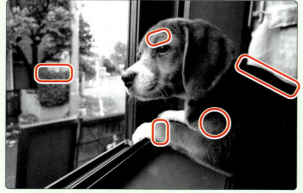

㉞ お互いさま犬（P38）

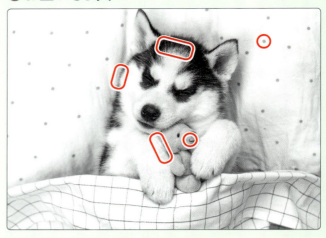

㉟ 確認犬（P39）

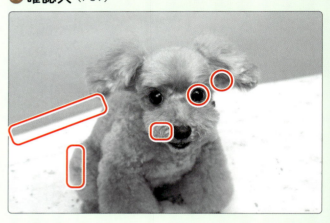

㊱ 注文犬（P40）

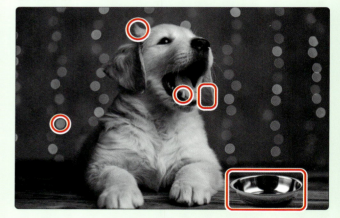

㊲ 睡魔と闘う犬（P41）

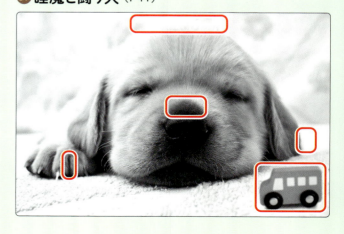

68

㊳ SOS犬（P42）

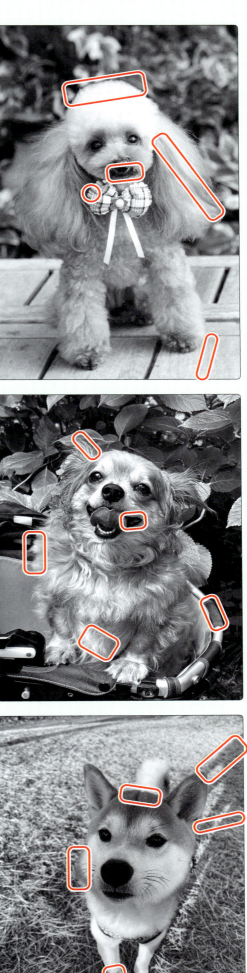

㊴ 手相鑑定犬（P43）

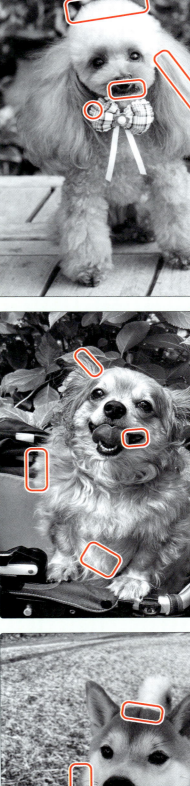

㊵ けじめ犬（P44）

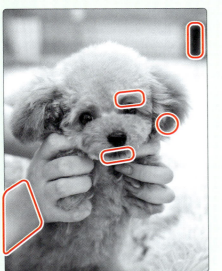

㊶ うるうる犬（P45）

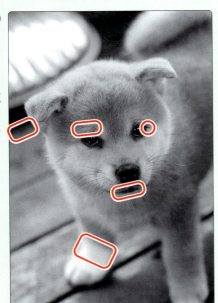

㊷ 初デート犬（P46）

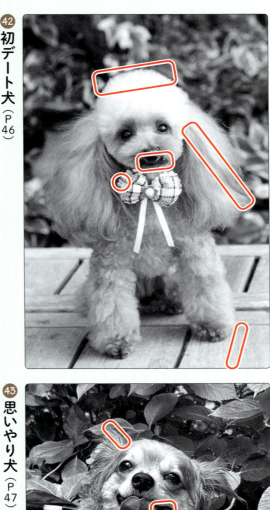

㊸ 思いやり犬（P47）

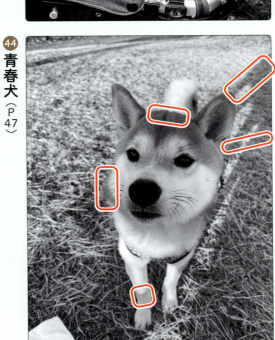

㊹ 青春犬（P47）

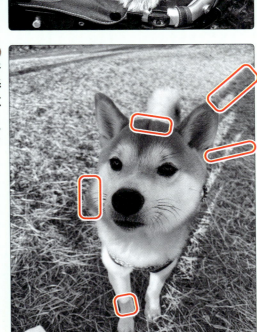

❹❺ 初恋犬（P48）

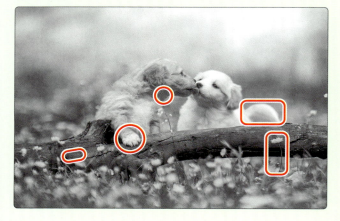

❹❻ 仲よし犬（P49）

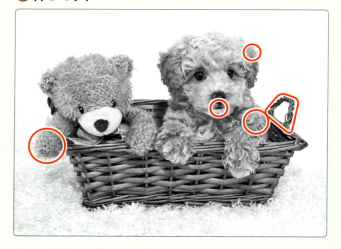

❹❼ 決意犬（P50）

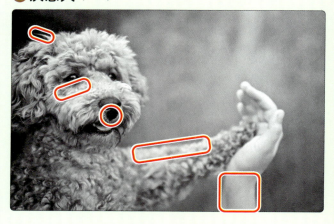

❹❽ レストランのお客犬（P51）

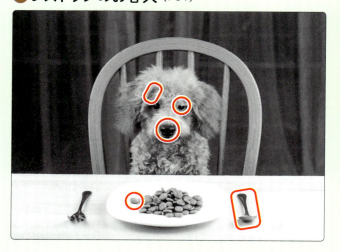

❹❾ かくれんぼ犬（P52）

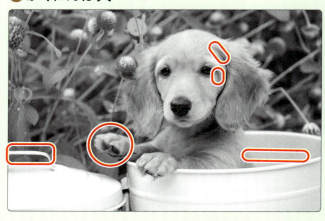

❺⓿ 子守り犬（P53）

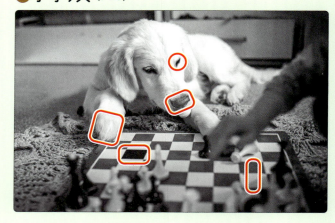

❺❶ 上から目線犬（P54）

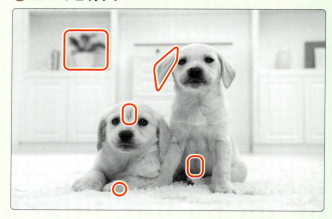

❺❷ 忍び足犬（P55）

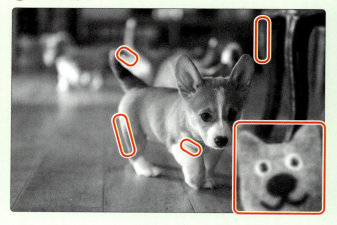

70

㊷ **下校犬**（P56）

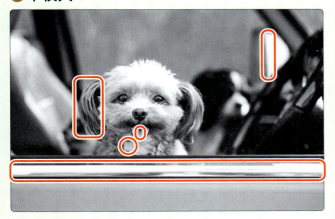

㊸ **三人娘犬**（P57）

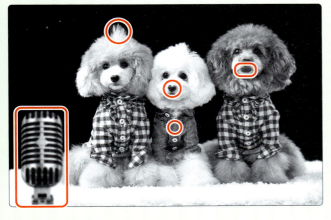

㊹ **サスペンスドラマ夢中犬**（P58）

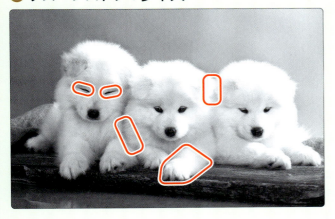

㊺ **待ちぼうけ犬**（P59）

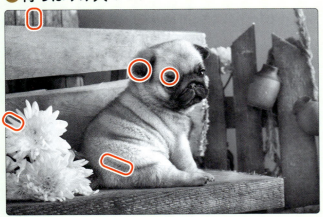

㊻ **ないしょ話犬**（P60）

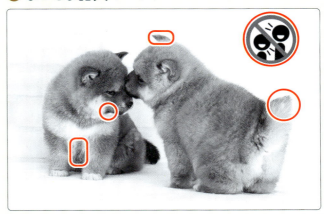

㊼ **ダッシュ犬**（P61）

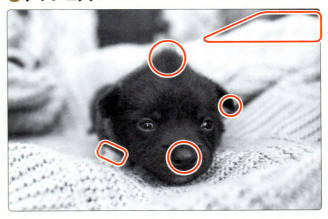

㊽ **コーディネート犬**（P62）

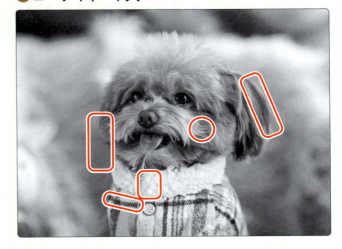

㊾ **お知らせ犬**（P63）

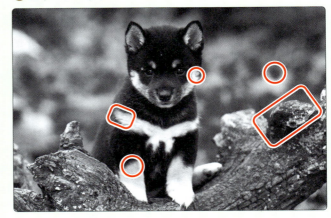

71

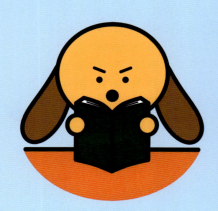

毎日脳活スペシャル
ワンミニット 1分見るだけ！記憶脳 瞬間強化
いぬのまちがいさがし
こいぬわんさかの巻

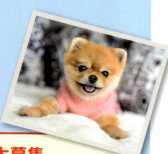

いぬの写真を大募集

『毎日脳活』編集部では、みなさまがお持ちの「いぬの魅力が伝わるかわいい写真」を大募集しています。お送りいただいた写真の中からよいものを選定し、本シリーズの「まちがいさがし」の題材として採用いたします。採用写真をお送りくださった方には薄謝を差し上げます。

送り先 inu@wks.jp

※応募は電子メールに限ります。
※お名前・年齢・ご住所・電話番号・メールアドレス・いぬの名前を明記のうえ、タイトルに「いぬの写真」と記してお送りください。
※なお、写真は、第三者の著作権・肖像権などいかなる権利も侵害しない電子データに限ります。
※写真のデータサイズが小さい、画像が粗い、画像が暗いなどの理由で掲載できない場合がございます。

ご応募をお待ちしております。

監修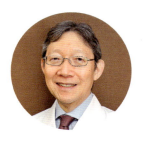

杏林大学名誉教授・医学博士
古賀良彦（こが よしひこ）

慶應義塾大学医学部卒業。杏林大学医学部精神神経科学教室主任教授を経て現職。
専門分野は精神障害の精神生理学的研究ならびに香りや食品が脳機能に与える効果の脳機能画像および脳波分析による研究。ぬり絵や折り紙、間違い探し、ゲームなどによる脳機能活性化についても造詣が深い。

編集人	飯塚晃敏
編集	株式会社わかさ出版　谷村明彦　原 涼夏
装丁	遠藤康子
本文デザイン	ベルノ
問題作成	プランニングコンテンツ・プラスワン　飛倉啓司　スタジオリベロ
漫画	前田達彦
写真協力	Adobe Stock
発行人	山本周嗣
発行所	株式会社 文響社
	ホームページ　https://bunkyosha.com
	メール　info@bunkyosha.com
印刷	株式会社 光邦
製本	古宮製本株式会社

Ⓒ文響社 Printed in Japan

落丁・乱丁本はお取り替えいたします。本書の無断転載・複製を禁じます。
本書の全部または一部を無断で複写（コピー）することは、
著作権法上の例外を除いて禁じられています。
購入者以外の第三者による本書のいかなる電子複製も一切認められておりません。
定価はカバーに表示してあります。

この本に関するご意見・ご感想をお寄せいただく場合は、
郵送またはメール（info@bunkyosha.com）にてお送りください。